CHOLÉCYSTO-PANCRÉATITE

ESSAI DE PATHOGÉNIE

PAR

Le Docteur Reine MAUGERET

ANCIEN INTERNE DES HÔPITAUX DE PARIS

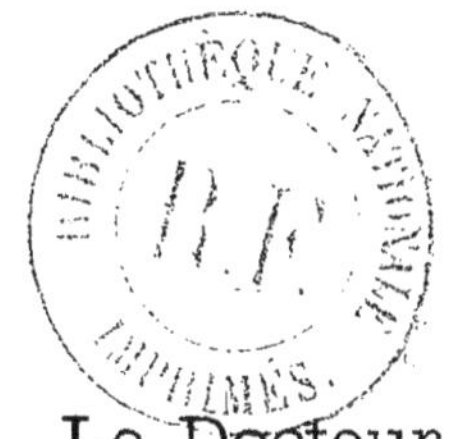

PARIS

G. STEINHEIL, ÉDITEUR

2, RUE CASIMIR-DELAVIGNE, 2

1908

CHOLÉCYSTO-PANCRÉATITE

CHOLÉCYSTO-PANCRÉATITE

ESSAI DE PATHOGÉNIE

PAR

Le Docteur Reine MAUGERET

ANCIEN INTERNE DES HÔPITAUX DE PARIS

———— ✳ ————

PARIS

G. STEINHEIL, ÉDITEUR

2, RUE CASIMIR-DELAVIGNE, 2

—

1908

A LA MÉMOIRE VÉNÉRÉE DE MA MÈRE

A MON PÈRE

A MA SOEUR

A MES MAITRES DANS LES HOPITAUX

Internat.

M. LE DOCTEUR LABADIE-LAGRAVE (1906 1907).
M. LE DOCTEUR RICHARDIÈRE (1905-1906).
M. LE PROFESSEUR AGRÉGÉ MAYGRIER (1904-1905).
M. LE DOCTEUR BOURNEVILLE (1903-1904).

Internat provisoire.

M. LE DOCTEUR JULES RENAULT (1903).
M. LE PROFESSEUR AGRÉGÉ THIROLOIX (1902-1903).

Externat.

M. LE PROFESSEUR AGRÉGÉ MAYGRIER (1901-1902).
M. LE PROFESSEUR AGRÉGÉ RIEFFEL (1900-1901).
M. LE PROFESSEUR AGRÉGÉ THIROLOIX (1899-1900).
M. LE DOCTEUR GIRAUDEAU (1899).
M. LE DOCTEUR DESCROIZILLES (1898-1899).

A MES AUTRES MAITRES

MM. LES DOCTEURS MERKLEN (*in memoriam*), BARIÉ, GALLOIS,
LE PROFESSEUR RECLUS, LE PROFESSEUR GILBERT.

A MES MAITRES DANS LES LABORATOIRES

M. LE PROFESSEUR AGRÉGÉ MACAIGNE.
M. LE DOCTEUR GOMBAULT (*in memoriam*).
MM. LES DOCTEURS ROUX ET METCHNIKOFF.

AVANT-PROPOS

Le présent travail est un essai de pathogénie de la pancréatite au cours des infections biliaires. Il a été entrepris sous l'inspiration de notre maître, M. le Professeur agrégé Thiroloix, qui, ayant de cette question une conception différente de celle classiquement admise, a bien voulu nous confier le soin de l'exposer et de la soutenir. Ce sont donc essentiellement ses vues, que nous avons développées ici, non toutefois sans y avoir ajouté celles que nous a personnellement suggérées l'étude même de cet attachant sujet ; une telle étude, en effet, faite à la clarté de ce point de vue nouveau, nous ayant naturellement amenée à certaines interprétations des faits, qui, pour n'être pas classiques, ne nous en ont pas moins paru répondre, aussi bien à la réalité qu'à la théorie même que nous défendions. Nous espérons en tout cas que notre maître retrouvera dans ce travail le reflet non altéré de sa pensée elle-même, pensée dont nous nous sommes efforcée surtout de démontrer la justesse et la portée. Si nous y avions réussi, nous serions heureuse d'avoir pu lui donner par là un bien faible témoignage de toute la reconnaissance que nous lui devons.

C'est à lui, en effet, qu'arrivée au terme de nos études médicales, nous devons tout d'abord adresser nos remerciements. Non seulement, il nous a donné à plusieurs reprises et sans compter son précieux enseignement clinique et théorique, non seulement il nous a conseillée dirigée et soutenue durant le cours entier de nos études, mais encore, en de douloureuses circonstances, ni nous ni notre famille ne saurions jamais l'oublier, il nous a donné des preuves de ce véritable dévouement qu'il sait avoir pour ses élèves. Qu'il veuille bien agréer ici l'expression la plus vive de notre profonde reconnaissance, de notre attachement le plus sincère et de notre absolu dévouement.

A M. le docteur Giraudeau, nous devons également une large part de gratitude. Lui aussi nous a encouragée et appuyée à nos débuts, et en de pénibles circonstances nous a montré à nous et aux nôtres, tout ce qu'il sait faire pour ses élèves, et, bien qu'éloigné depuis, il n'a jamais cessé pourtant de nous témoigner toujours le même intérêt. Qu'il veuille bien agréer aussi l'assurance de notre vive gratitude et de notre entier dévouement.

M. le docteur Richardière a été pour nous un chef excellent, dont la constante bienveillance nous a rendu particulièrement utile et agréable l'année passée auprès de lui. Nous en garderons toujours le meilleur des souvenirs, et nous le prions de vouloir bien agréer l'expression de notre sincère gratitude et de notre respectueux dévouement.

A M. le docteur Labadie-Lagrave, qui lui aussi nous a constamment témoigné le plus bienveillant intérêt, nous devons également l'une de nos bonnes années d'internat, et nous ne saurions non plus jamais l'oublier. Qu'il veuille bien agréer aussi l'expression et de notre gratitude et de notre respectueux attachement.

Nous prions également M. le docteur Bourneville, en souvenir de l'année passée auprès de lui, ainsi que M. le docteur Descroizilles, l'un de nos premiers maîtres, de vouloir bien agréer l'assurance de notre très respectueuse gratitude. Et nous adressons à M. le docteur Jules Renault, dont nous avons été trop peu de temps l'élève, l'expression de notre reconnaissance pour ses excellentes leçons. A M. le docteur Rieffel, enfin, et à M. le docteur Maygrier, ainsi qu'à tous nos maîtres dans les hôpitaux, nous adressons tous nos remerciements pour l'enseignement qu'il nous ont donné.

En terminant, qu'il nous soit permis de prier M. le Professeur Dieulafoy d'agréer nos respectueux remerciements pour le très grand honneur qu'il nous a fait en voulant bien accepter la présidence de notre thèse.

CHOLÉCYSTO-PANCRÉATITE

I

L'histoire des pancréatites est une acquisition récente
de la médecine. Très étudiées surtout dans ces trente dernières années, elles sont actuellement bien connues dans
leurs symptômes, leur étiologie, leur anatomie pathologique, leur traitement. Leur pathogénie seule, malgré d'importants travaux, malgré de nombreuses recherches expérimentales, n'est pas encore entièrement élucidée, non
seulement en ce qui concerne certains points spéciaux, tels
que les hémorragies pancréatico-péritonéales et la cytostéatonécrose, mais encore dans ses grandes lignes même. Cela
tient évidemment, pour la plus grande part, à la difficulté
de se placer, en expérimentation, dans des conditions qui,
sinon soient identiques à celles de la pathologie humaine,
du moins ne s'éloignent pas trop de celles dans lesquelles
se produisent les processus spontanés observés chez
l'homme. Peut-être aussi les recherches, instituées, comme
cela est presque forcé, dans le but de confirmer des vues
théoriques antérieures, étaient-elles de ce fait condamnées
à ne pouvoir donner que des résultats limités. Quoi qu'il

en soit, la question pathogénique, par sa nature même ne devant être utilement abordée qu'après toutes les autres, ne pouvait en tout cas être résolue que d'une façon tardive.

Aussi bien, dans la première période de l'histoire des pancréatites, n'est-il nullement question de pathogénie ; c'est l'époque, en effet, des simples trouvailles d'autopsie, à la fin du dix-septième et durant le dix-huitième siècle. Et il faut même arriver presque jusqu'au milieu du dix-neuvième siècle, avec Mondière, Neumann, Claessen, Ancelet surtout, pour voir paraître une étude d'ensemble des affections pancréatiques. Mais avec la seconde moitié du siècle, les progrès se font à pas de géant.

L'étiologie est indiquée par de nombreux observateurs dont pour les pancréatites aiguës Fitz, l'un des premiers, suivi de beaucoup d'autres, chirurgiens ou médecins, et beaucoup plus tard, pour les pancréatites chroniques, toute une série de chirurgiens avec, au premier rang, Riedel, Körte et Mayo Robson. L'anatomie pathologique est définitivement fixée, par les travaux surtout de Balser, de M. Klippel, d'Opie. La symptomatologie, d'abord vague, plus tard éclairée par les progrès de la physiologie, est successivement enrichie par des travaux de Fitz, de M. Lancereaux, de Mayo Robson, de M. Gaultier, de Schmidt. Le traitement, enfin, le chapitre le dernier venu de l'histoire des pancréatites, et cependant de tous le mieux connu à l'heure actuelle, est d'abord fixé par des chirurgiens, pour les pancréatites aiguës, et pour les pancréatites chroniques, plus tard seulement, mais par eux encore avec, en tête, Riedel, Körte, Kehr, en Allemagne, M. Terrier, M. Quénu, en France, Mayo Robson en Angleterre.

Mais la pathogénie faisait, elle, des progrès moins rapides et moins sûrs, en dépit d'importantes recherches expérimentales, poursuivies surtout en France, par l'école de M. Lancereaux et plus tard par M. Carnot, et aussi en Allemagne, par de nombreux expérimentateurs ; toutes ces recherches, pour une raison ou pour une autre, n'arrivant point à démontrer, de façon évidente et irrécusable, les données d'origine théorique qui leur avaient servi de point de départ.

Les plus anciennes considérations pathogéniques concernant les pancréatites paraissent remonter aux premiers auteurs qui signalèrent la fréquence de l'affection, de sa forme chronique surtout, dans la lithiase biliaire et en particulier dans les cas de calculs du cholédoque. C'est ainsi que Klebs, en 1876, explique cette co-existence par une propagation directe de l'infection, du cholédoque au pancréas qui l'enserre dans une partie de son parcours.

Un peu plus tard, en 1880, Norman Moore émet l'opinion que la pancréatite suppurée a toujours pour cause la thrombose veineuse en général et celle de la veine porte en particulier ; théorie, d'ailleurs, universellement et définitivement rejetée, les faits observés par lui ayant été reconnus comme exceptionnels, et une étude plus attentive ayant prouvé que les thromboses des petites veines, si fréquentes dans les pancréatites aiguës, n'en sont que l'un des effets.

Quelques années plus tard, Arnozan, en 1884, dans son important article du Dictionnaire Dechambre, qui donne un exposé très complet de l'état de la question à cette époque, insiste fort peu sur la notion pathogénique. Rattachant d'une part les pancréatites aiguës aux maladies

infectieuses, qui peuvent déterminer dans le pancréas des
lésions analogues à celles du foie ou des reins, il rapproche
d'autre part les abcès du pancréas des abcès du foie, aussi
bien dans leur pathogénie que dans leur marche. « Comme
dans la glande biliaire, dit-il, la dilatation des canaux
peut se compliquer de leur inflammation, et à l'angiocholite suppurée correspond, si l'on peut ainsi dire, l'angio-
pancréatite suppurée. » Il signale encore la possibilité
d'une propagation par contiguïté, dans le cas d'une lésion
inflammatoire voisine ; et, quant aux pancréatites chroniques alors très peu connues, il les rapporte surtout,
d'une façon un peu vague, aux troubles locaux dans la
circulation du sang ou du suc pancréatique. Le mécanisme de ces dernières ne devait, en effet, être discuté que
bien plus tard, alors que les chirurgiens auraient fait connaître et leur fréquence et leurs conditions étiologiques.
C'est à la rétention de la sécrétion, due à un obstacle quel
qu'il soit, et au catarrhe du canal de Wirsung, qu'il attribue
la lithiase pancréatique, et à la rétention également, l'origine des kystes, que cette rétention soit causée par un obstacle extérieur aux canaux ou par l'inflammation catarrhale
des canalicules. C'est lui, en somme, qui le premier pro-
nonce ces mots d'angio-pancréatite, d'inflammation catarrhale des conduits, qui devaient être si souvent répétés
depuis. C'est aussi de ses recherches, en collaboration avec
Vaillard, que date l'ère expérimentale dans l'étude de la
physiologie et de la pathologie du pancréas.

En 1889, paraît le mémoire classique de Fitz sur les
pancréatites aiguës, qu'il rattache catégoriquement le premier, d'une manière générale, à l'extension le long du

canal de Wirsung d'une inflammation gastro-duodénale.

Les progrès sont dorénavant rapides. Dès cette époque, les recherches expérimentales, inaugurées par Arnozan et Vaillard, pratiquant la ligature du canal de Wirsung, s'efforcent d'élucider la pathogénie des affections pancréatiques. C'est dans les années qui suivent que sont exécutées les expériences classiques de Mering et Minkowski, de M. Gley, de M. Thiroloix, de M. Hédon. Leur objet, il est vrai, était surtout l'étude des relations entre les lésions pancréatiques et le diabète, — l'étude de cette question qu'on a pu dire des pancréatites médicales, et qui est, d'ailleurs, encore pendante à l'heure actuelle. Mais l'essor n'en était pas moins donné, la voie tracée, et les chercheurs deviennent de plus en plus nombreux.

En tout cas, avec Senn en 1886, avec Fitz en 1889, avait commencé la phase chirurgicale, la phase féconde, de l'histoire des pancréatites. Et désormais les progrès sont dus en majorité aux chirurgiens. M. Nimier, en 1893, dans son Mémoire sur la chirurgie du pancréas, rattache, comme Arnozan, les abcès ne relevant pas d'une infection générale, à une angio-pancréatite suppurée, se développant dans des conditions analogues à celles de l'angiocholite ; il admet la propagation, du canal de Wirsung au parenchyme, d'une inflammation provenant de l'intestin par ascension des germes microbiens, ascension favorisée par toute modification de la glande due à une lésion antérieure, et agissant, soit en maintenant les voies excrétrices béantes, soit en diminuant la vitalité du tissu glandulaire.

Körte, en 1894-1896, étudiant les pancréatites suppurée et gangréneuse, déclare que la première est une complication fréquente de la gastro-duodénite, née de l'extension au canal de Wirsung de l'inflammation du duodénum, grâce à l'envahissement de ce canal par les microbes de l'intestin ou du système biliaire. En ce qui concerne plus particulièrement les pancréatites liées à la cholélithiase, il signale la possibilité, pour certains cas, d'une propagation directe de l'inflammation, du canal cholédoque au canal pancréatique; mais, pour la majorité des cas, il considère comme de la plus grande vraisemblance l'émigration directe dans la glande des germes de l'intestin. Expérimentalement, il reproduit les lésions suppurée et chronique, par injection de substances irritantes ou infectieuses, soit dans le parenchyme, soit dans le canal excréteur.

C'est avec Riedel qui, en 1896, publie les trois premières observations de pancréatite chronique de la tête liée à la cholélithiase, que commence véritablement l'histoire des pancréatites chroniques, bien que Körte ait, dès 1894, signalé au cours d'une cholédochotomie l'épaississement de quelques lobules pancréatiques. Au sujet de ces trois observations, Riedel fait ressortir la facilité avec laquelle les inflammations des voies biliaires peuvent envahir les voies pancréatiques, grâce à la disposition des deux canaux principaux, s'ouvrant à côté l'un de l'autre et parfois l'un dans l'autre, grâce aussi à la situation du cholédoque, contigu au pancréas ou même enserré [par lui. Mais il rapporte, d'ailleurs, plus particulièrement dans ces cas, la pancréatite à la présence de calculs dans le cholédoque, bien qu'elle puisse persister après la disparition de ces calculs, entretenue sans doute par l'irritation que provoquent d'autres concrétions au niveau de la vésicule.

M. Klippel, en 1897, dans une importante étude sur le
pancréas infectieux, établit l'un des premiers d'une façon
nette l'origine lymphatique de la sclérose pancréatique
tuberculeuse. Le premier aussi, il signale la coexistence
fréquente des lésions du foie avec celles du pancréas, non
seulement dans les infections, mais encore dans diverses
autres affections. Il estime d'ailleurs peu probable que cette
double lésion puisse s'expliquer, dans les infections, par
l'ascension de germes dans deux canaux s'ouvrant au même
point, et il croit plus vraisemblable que les capillaires sanguins soient à incriminer dans certains cas, tandis que pour
d'autres cas il semble plus probable que le système lymphatique soit en cause. Dans une nouvelle étude, en 1899, il
montre que, à côté des trois voies d'apport possibles, dès
longtemps admises de tous dans les infections du pancréas,
il en est une quatrième, la voie lymphatique. Les quatre
modes possibles d'infection du pancréas sont ainsi définitivement fixés. Et il sera classique désormais de mentionner
au moins l'existence de la voie lymphatique. Revenant sur la
coexistence des lésions pancréatiques et des lésions hépatiques, cirrhoses aussi bien qu'infections, il distingue soi-
gneusement : les premières, où il y a, non pas dépendance
des unes vis-à-vis des autres, mais influence d'une même
cause agissant simultanément sur les deux organes ; des
secondes, où c'est bien la lésion du foie qui commande
celle du pancréas, ces rapports pathologiques pouvant
s'expliquer par l'analogie physiologique des deux glandes
annexes, la communauté des relations vasculaires, les rapports et les connexions du cholédoque et du canal de
Wirsung, leur ouverture en un même point, dans un même

milieu microbien. M. Lefas, en 1900, devait préciser ces données sur le pancréas des cirrhoses hépatiques, en assignant à celui de la cirrhose alcoolique un point de départ dans les capillaires, à celui de la maladie de Hanot un point de départ canaliculaire.

L'année 1898 vit paraître plusieurs contributions importantes à l'étude des pancréatites. — Ce sont d'abord les travaux de Page, puis d'Étienne, sur les pancréatites suppurée et gangréneuse. La voie canaliculaire y est considérée, ainsi qu'elle le sera toujours désormais, comme beaucoup plus fréquemment suivie que les voies sanguine et par contiguïté ; ce mode de propagation étant favorisé d'ailleurs par toutes les causes qui, soit augmentent le nombre ou la virulence des microbes intestinaux, soit facilitent leur pénétration dans le canal de Wirsung. D'où l'influence de la cholélithiase qui, favorisant l'infection du cholédoque, favorise ainsi celle du canal pancréatique ouvert près de lui. — C'est Oser qui ramène l'influence de la cholélithiase à l'obstruction du canal de Wirsung, produite soit directement par un calcul situé dans le cholédoque soit indirectement par la propagation aux voies pancréatiques de l'inflammation catarrhale des voies biliaires. — C'est encore l'importante monographie de Körte sur les affections chirurgicales du pancréas. Il y attire, une fois encore et plus que jamais, l'attention sur l'importance de la cholélithiase comme facteur étiologique des pancréatites, surtout chroniques. Et il admet commé probable pour ces pancréatites biliaires, dans le plus grand nombre des cas, la pénétration directe des microbes du duodénum dans les canaux excréteurs, et pour certains cas seulement

la propagation de l'inflammation, du cholédoque à la glande
elle-même.— C'est enfin M. Carnot, dont la thèse marque une
étape des plus importantes de l'histoire des pancréatites,
surtout au point de vue expérimental. Après avoir montré
que les lésions pancréatiques, dont les causes peuvent être
mécaniques, toxiques, infectieuses, sont en rapport bien
plus avec l'intensité de ces causes qu'avec leur nature, il
établit le rôle prépondérant de l'infection, et cela même
dans les scléroses mécaniques, par ligature du canal de Wirsung par exemple, où l'obstruction agit surtout en favorisant par la rétention l'exaltation de virulence des microbes
normaux de ce canal. Il s'attache ensuite à prouver que
l'infection arrive au pancréas dans l'immense majorité des
cas par la voie canaliculaire, cette infection ascendante
étant favorisée par toute cause, soit d'affaiblissement de la
glande, soit d'exaltation de virulence des microbes intestinaux. Les pancréatites biliaires, par l'infection glandulaire
double dont elles témoignent, lui apparaissent comme une
preuve de la réalité de l'infection canaliculaire ascendante ; il émet d'ailleurs l'hypothèse qu'elles puissent
s'expliquer par l'obstruction des voies biliaires, jouant un
rôle favorisant en exaltant la virulence des microbes de
l'intestin.

En 1899, paraît l'ouvrage classique de M. Lancereaux
sur les affections du pancréas. L'auteur, ayant dès l'abord
signalé, comme causes possibles d'altérations du pancréas,
les rapports de l'organe avec l'intestin et ceux de son canal
excréteur avec le cholédoque, ayant montré ensuite que le
pancréas est pourtant peu prédisposé à la suppuration,
parce qu'il n'a pas comme le foie de communication vei-

neuse directe avec l'intestin, ayant enfin rappelé l'existence des quatre voies par lesquelles peut l'aborder l'infection, admet l'origine artérielle comme probable dans la pancréatite syphilitique, et, dans la pancréatite tuberculeuse, tantôt l'origine sanguine, tantôt l'origine lymphatique. Quant à la voie canaliculaire, il montre que le pancréas est exposé à l'infection dès que l'état de ses canaux permet la pénétration des microbes de l'intestin, et qu'ainsi agit l'obstruction qui, en modifiant le calibre de ces canaux, ainsi que le cours régulier et peut-être la composition chimique du suc pancréatique, prépare un terrain favorable à l'implantation et à la pullulation des germes, ainsi qu'il arrive pour les voies urinaires et biliaires dès qu'il y a obstacle à l'écoulement de l'urine ou de la bile.

En Angleterre, d'autre part, vers la même époque, Mayo Robson publiait une série d'études sur les pancréatites chroniques. Lui aussi regarde la voie canaliculaire comme beaucoup plus fréquemment suivie que les voies sanguines ou par contiguïté. La pancréatite chronique est rattachée par lui, dans l'immense majorité des cas, à un catarrhe gastro-duodénal, qui, par son extension au canal de Wirsung, produit d'abord un catarrhe chronique de ce conduit, lequel se propage ensuite au parenchyme glandulaire. Dans les cas, fréquents, d'obstruction du cholédoque par un calcul biliaire, celui-ci n'agirait qu'en obstruant en même temps le canal de Wirsung, produisant ainsi, par rétention plus ou moins complète, une stagnation du suc pancréatique, qui favorise simplement la propagation de l'infection intestinale, les voies pancréatiques se trouvant ainsi placées dans les mêmes conditions favorables à l'infection que les voies biliaires elles-mêmes. Et désormais on admet en Angleterre l'existence, comme premier stade des pancréatites chroniques, d'une inflammation catarrhale du canal de Wirsung, d'origine intestinale, et rattachable en pratique, soit directement à cette origine par des attaques répétées de gastro-duodénite, soit indirectement par l'obstruction de ce canal due le plus souvent à un calcul du cholédoque.

MM. Chauffard et Ravaut, en 1901, donnent une étude du pancréas typhoïdique. Y mettant en parallèle les lésions minimes de celui-ci avec celles, d'ordinaire bien plus graves, du foie, et comparant les voies possibles d'infection pour les deux organes, ils expliquent la moindre atteinte du pancréas, par deux conditions : d'une part, absence sur les voies pancréatiques d'un réservoir diverticulaire analogue à la vésicule biliaire et capable, comme celle-ci pour les voies biliaires, de constituer pour elles une prédisposition à l'infection ; d'autre part, et surtout, absence aussi de veine porte, amenant directement toxines ou microbes de l'intestin ; et ils concluent à l'origine artérielle du pancréas typhoïdique, comme des autres pancréas infectieux. Un peu plus tard, au contraire, Moynihan, en Angleterre, rapportant une observation bien nette de cette complication de l'affection éberthienne, admettait pour elle l'origine canaliculaire ascendante, l'infection intestinale remontant dans le canal de Wirsung comme elle remonte dans le cholédoque.

C'est vers la même époque, de 1901 à 1904, qu'Opie publie en Amérique ses importantes études sur les pancréatites. Pour lui, la cause la plus fréquente des pancréatites chroniques est l'obstruction du canal de Wirsung, qu'elle soit due à un cancer ou à un calcul pancréatiques, ou, le plus souvent, à un calcul biliaire situé dans le cholédoque ; car cette obstruction, à laquelle ne peut remédier le canal de Santorini trop petit, en causant la stagnation du suc sécrété, réalise des conditions très favorables à l'ascension des microbes de l'intestin et à leur pullulation. Il admet aussi, cependant, que l'infection du canal de Wirsung puisse également se produire sans son obstruction, soit dans les affections aiguës du duodénum, soit dans la lithiase biliaire sans calcul du cholédoque, dans ce dernier cas par propagation le long des muqueuses, à travers l'ampoule de Vater, du processus inflammatoire qui, dans les voies biliaires, accompagne la présence des calculs.

C'est à la même théorie de l'obstruction du canal de Wirsung par un calcul du cholédoque, que se rallie Wiener dans son interprétation des pancréatites biliaires. Quant aux cas de lithiase sans calcul du cholédoque, il admet, ou qu'un tel calcul a été expulsé, ou même qu'il peut n'y avoir eu de calcul à aucun moment, car, dit-il, puisqu'il y a des infections de la vésicule et des canaux biliaires sans calculs, il est permis de supposer qu'une telle infection a pu causer une si grande tuméfaction de la muqueuse du cholédoque, que la papille a été obstruée de ce fait ; si bien que dans tous les cas, c'est toujours l'obstruction qui est incriminée.

On ne faisait point dès lors, ni en France ni en Allemagne, jouer à l'obstruction un rôle aussi prépondérant. En Allemagne, notamment, Körte, dans ses travaux ou communications de cette époque, admet que les calculs du chodédoque agissent surtout en provoquant un catarrhe infectieux de la partie inférieure de ce canal, catarrhe qui à travers la papille, s'étend au canal de Wirsung. Si bien que les processus inflammatoires des voies biliaires pourraient, en somme, envahir le pancréas : tantôt par propagation directe à travers la paroi du cholédoque dans son parcours intra-glandulaire; tantôt par cette extension, de muqueuse à muqueuse, du catarrhe cholédocien au canal de Wirsung par l'intermédiaire de l'ampoule de Vater; tantôt enfin, dans des cas rares, par pénétration de la bile infectée elle-même dans le canal de Wirsung, où elle se trouve refoulée quand un calcul très petit obstrue l'orifice seul de la papille, selon un mécanisme signalé par Opie.

De 1904 date une nouvelle série d'importantes études de Mayo Robson sur les pancréatites. La clef de leur étiologie est toujours, ainsi qu'il le déclare, la présence des canaux excréteurs ouverts dans l'intestin. Mais il pense pourtant que le pancréas, malgré tout, échapperait généralement à l'infection si n'existaient point les relations intimes qui unissent son canal principal au cholédoque. Reconnaissant la lithiase biliaire, et plus spécialement les calculs du cholédoque, comme la cause prédisposante la plus fréquente des pancréatites en général et de la pancréatite chronique en particulier, il admet d'autre part que leur principale cause déterminante est l'obstruction du canal de Wirsung. Les calculs du cholédoque n'agissent qu'en déterminant cette obstruction, laquelle cause la rétention et la stagnation du suc pancréatique et ainsi, comme cela se passe pour le cholédoque obstrué, favorise l'infection du canal lui-même.

Cette infection peut se faire, d'ailleurs, soit par continuité des surfaces muqueuses au niveau de l'ampoule de Vater, soit du duodénum directement à travers le canal de Santorini. Mais il regarde cependant comme possible que, même sans obstruction, l'infection puisse envahir le canal de Wirsung, par la propagation, d'une muqueuse à l'autre, soit d'une angiocholite, soit d'un catarrhe gastro-duodénal.

La thèse de M. Desjardins, en 1905, en soulevant une nouvelle hypothèse, cherche à expliquer, plus nettement que cela n'a été fait encore, l'influence étiologique de la lithiase biliaire, de jour en jour reconnue plus prépondérante. Comme tous les auteurs précédents, Desjardins regarde l'origine canaliculaire comme la plus fréquente dans la pathogénie des pancréatites, et comme eux considère l'ascension des germes de l'intestin comme la cause première de l'infection. Quant à cette influence étiologique si nette de la lithiase, il reconnaît que dans certains cas elle peut être directe et s'exercer par contiguïté, grâce, soit à la situation du cholédoque en plein tissu pancréatique, soit à l'abouchément commun des deux canaux au fond de l'ampoule de Vater. Mais, pour tous les autres cas, il pense qu'on peut admettre l'existence d'une infection, d'origine intestinale toujours, mais commune, aussi bien que simultanée, à la fois aux voies bilaires et aux voies pancréatiques, et produisant, dans les unes la lithiase, dans les autres les diverses lésions des pancréatites. Dans les voies pancréatiques, cette infection, d'ailleurs, se propage surtout, non pas tant par le canal de Wirsung, aussi bien défendu et moins exposé que le cholédoque, que par le canal de Santorini, dont la circulation centripète favorise cette propagation. Si l'infection pancréatique paraît sous la dépendance de l'infection biliaire, alors qu'elle est en réalité parallèle et contemporaine, c'est simplement parce qu'elle ne se manifeste que d'une façon à la fois plus tardive et moins bruyante.

En cette même année 1905 paraissent encore, outre la thèse de Desjardins, d'autres travaux importants relatifs aux pancréatites. C'est d'abord le rapport de M. Villar au Congrès de Paris. L'auteur, mettant surtout en lumière l'origine duodénale de l'infection, insiste sur la localisation primitivement canaliculaire de cette infection, qui crée l'angio-pancréatite, en remontant dans le canal de Wirsung comme elle remonte dans le cholédoque, dans l'uretère, dans les canaux de toutes les glandes en rapport avec une cavité septique. Il admet, d'autre part, comme Desjardins, l'infection double hépato-pancréatique. Mais l'infection des voies biliaires est, d'ailleurs, capable d'entretenir et d'augmenter celle du pancréas, grâce aux rapports intimes du cholédoque et du canal de Wirsung dans l'ampoule de Vater, grâce aussi au contact direct du cholédoque avec le pancréas dans son parcours intra-glandulaire.

C'est surtout sur ce mode direct de propagation qu'insiste Körte dans ses derniers travaux. Dans le cas de calculs du cholédoque, il y a, selon lui, infection par contiguïté, soit de façon immédiate, si le siège du calcul est intra-pancréatique, soit, s'il est sus-pancréatique, de façon médiate par l'intermédiaire de la péri-pancréatite d'abord développée ; de plus, dans certains cas, l'infection peut être transmise au parenchyme par les deux ou trois gan-

glions accompagnant le cholédoque dans sa traversée
glandulaire, infectés eux-mêmes au contact de la cholédocite.

Mayo Robson, dans une nouvelle communication, insiste
encore sur la localisation, d'abord exclusivement canaliculaire, et la nature, purement catarrhale au début de l'infection, qui ne gagne que secondairement les divers tissus
de l'organe. La cause de beaucoup la plus commune des
pancréatites chroniques reste pour lui l'obstruction du canal de Wirsung, celle-ci étant due le plus souvent à un
calcul du cholédoque. Mais il admet toujours aussi que la
pancréatite chronique puisse encore résulter de l'extension
directe, sans obstruction, d'une catarrhe duodénal ; il estime que ce n'est point là un fait rare, et que telle est sans
doute la cause de la pancréatite typhoïdique, sans qu'on
puisse toutefois pour celle-ci rejeter absolument l'hypothèse de son origine sanguine.

Vient enfin le mémoire de MM. Quénu et Duval, qui est
la première étude d'ensemble des pancréatites biliaires, et
dans lequel toute cette question pathogénique est remar-
quablement résumée et discutée. Les auteurs concluent
que, des deux théories qui en réalité sont actuellement en
présence, la contiguïté et l'infection canaliculaire ascendante, aucune en somme ne peut expliquer tous les cas.
Quand il y a calcul du cholédoque avec cholédocite intense,
ils croient possible ou même probable l'infection par contiguïté. Quand il y a calcul du cholédoque sans cholédocite,
à défaut de la propagation par contiguïté, trop peu vraisemblable dans ce cas, ils admettent l'infection canaliculaire d'origine duodénale, que les calculs ne font que favo-

riser, soit en provoquant la pullulation et l'exagération de virúlence des microbes, par la compression du canal de Wirsung et la rétention qui en résulte, soit en facilitant l'ascension de ces microbes, par la dilatation de l'ampoule de Vater qui résulte de leur propre expulsion. Enfin, dans la lithiase purement vésiculaire, sans calcul de la voie principale, ils regardent comme peu probable l'infection ascendante, d'origine soit biliaire, soit duodénale, et ils se rallient à l'hypothèse, qu'ils estiment rationnelle, de l'infection initiale double hépato-pancréatique, qui a créé simultanément la lithiase biliaire et la pancréatite chronique.

Les deux années suivantes n'apportent pas de contributions nouvelles à la pathogénie des pancréatites en général. Il semble que celle-ci soit désormais fixée. Aussi, les recherches se portent-elles surtout sur la pathogénie particulière de certains processus bien spéciaux aux pancréatites, les hémorragies pancréatico-péritonéales et la cyto-stéatonécrose. Mais ces recherches auxquelles se rattachent surtout les noms, plus anciennement, de Balser, Fitz, et, plus récemment, de Hildebrandt, Flexner, Hlava, Chiari, Hallion, Doberauer, — ces recherches ne rentrent pas à vrai dire dans le cadre même de notre travail, consacré essentiellement à l'origine seule, mais non aux manifestations anatomiques, des pancréatites biliaires. Nous ne faisons donc que les mentionner ici. Par contre, nous tenons à signaler en 1907, et bien, pourtant, qu'en soit volontairement écartée toute discussion pathogénique, l'importante étude de M. Dieulafoy, résumé de ses leçons magistrales, dans laquelle, à côté de tableaux cliniques saisissants, il met au point toute cette question de la pancréatite biliaire et la rend désormais classique.

Enfin, cette année même a paru dans le *Nouveau Traité de médecine*, l'article de M. Carnot sur les affections du pancréas, article qui est sans doute l'exposé le plus complet, existant à l'heure actuelle, de cette vaste question dans son ensemble. Pour M. Carnot, « la notion des infections ascendantes domine toute la pathologie du pancréas ». L'infection vient de l'intestin, qu'elle soit exogène ou due aux saprophytes normaux du duodénum. L'ascension est rendue possible par toute cause, soit d'affaiblissement de la glande, et en particulier de rétention de sa sécrétion, soit d'exaltation de virulence des hôtes intestinaux. Pour les pancréatites biliaires en particulier, M. Carnot admet, comme MM. Quénu et Duval, la propagation par contiguïté dans certains cas, et dans les autres l'ascension intestinale directe, parfois contemporaine de l'infection ascendante biliaire, provocatrice de la lithiase.

En résumé, on admet à l'heure actuelle que les pancréatites, et notamment les pancréatites biliaires, reconnaissent comme cause l'infection canaliculaire ascendante d'origine intestinale. Quant à l'influence de la lithiase biliaire en général, et des calculs du cholédoque en particulier, généralement considérés comme plus spécialement prédisposants, cette influence est un peu différemment interprétée suivant les auteurs. Tandis qu'en Angleterre avec Mayo Robson, on la rapporte surtout à l'obstruction, tandis qu'en Allemagne on la rattache plus volontiers à la contiguïté de lésions locales, en France, on l'explique suivant les cas, tantôt par cette contiguïté de lésions locales, tantôt et surtout par une simple simultanéité de deux infections glandulaires, créatrices l'une de la cholélithiase, l'autre de la lésion pancréatique.

Pour être complet enfin, à côté de ces deux théories de la contiguïté et de l'infection canaliculaire, entre lesquelles se partagent la presque totalité des auteurs, nous devons encore en signaler une troisième, qui est soutenue par Truhart; c'est celle de la voie transpéritonéale. Selon cet auteur, dont les vues n'ont trouvé, d'ailleurs, que peu d'écho, notamment en France, et semblent seulement avoir été adoptées, pour certains cas au moins, par Remedi, — selon cet auteur la pancréatite serait due à une propagation de proche en proche par le péritoine, des microbes qui seraient émanés du tube intestinal, soit à la suite d'un processus ulcératif de ses parois, soit même par simple émigration à travers ces parois, devenues anormalement perméables. Quant à la pancréatite biliaire en particulier, il s'agirait pour lui simplement d'une coexistence fortuite de deux affections indépendantes, cholélithiase et pancréatite, dont chacune aurait ses causes spéciales. Mais cette théorie, nous le répétons, a été généralement repoussée; et, en France surtout, tous les auteurs, — d'une part reconnaissent un lien étroit entre la pancréatite et la lithiase, et d'autre part admettent uniquement les deux seules théories de la contiguïté et de l'infection canaliculaire.

II

Telles sont donc les notions généralement admises. Notre maître, M. Thiroloix, a pensé cependant qu'elles n'étaient pas indiscutables et que des réserves tout au moins s'imposaient, que les faits cliniques, à y regarder de près, cadraient en somme assez imparfaitement avec elles, et que les résultats même du traitement, classique aujourd'hui et toujours efficace, de la pancréatite biliaire, loin de leur apporter un appui, étaient bien faits pour suggérer une interprétation pathogénique entièrement différente. Aussi, dans une leçon clinique professée à l'hôpital Saint-Antoine en 1907, il émettait l'opinion que la pancréatite dite biliaire, c'est-à-dire coexistant avec la cholélithiase, reconnaît comme mode pathogénique : la propagation au pancréas, par la voie lymphatique, de l'infection de la vésicule biliaire, dont la cholélithiase est le témoin. C'est à vérifier et à développer cette hypothèse qu'est consacré ce travail, à chaque pas duquel, disons-le de suite, à mesure que nous rencontrions de nouvelles raisons venant l'appuyer sa justesse nous est apparue de plus en plus évidente.

Dans la conception de notre maître, les choses se passeraient de la façon suivante. Dans toute cholélithiase, il y a, ou il y a eu, infection au niveau de la vésicule biliaire, quel que soit, d'ailleurs, le lieu d'origine de cette infection ; cela est bien établi aujourd'hui, puisque, d'une part, la théorie infectieuse des calculs biliaires n'est plus contestée, et que, d'autre part, la vésicule est reconnue comme le lieu de formation électif, sinon exclusif, des calculs. Cette infection, point de départ de la genèse des calculs, ne permet leur formation qu'en déterminant d'abord des lésions de la paroi vésiculaire, lésions constantes dans la cholélithiase, quoiqu'à des degrés divers. Ces lésions de la paroi, en rendant celle-ci inapte à effectuer son fonctionnement normal, provoquent la formation d'un dépôt pariétal calcaire ; et ce dépôt pariétal, agissant comme un corps étranger quelconque, est le noyau autour duquel vient cristalliser la cholestérine, lorsque les microbes présents, diminuant la teneur de la bile en sels biliaires, en décomposant ces sels, y rendent ainsi possible sa précipitation. Il y a donc finalement dans la vésicule, à la fois infection atténuée et calculs, ceux-ci dus à celle-là par l'intermédiaire de la cholécystite légère qu'elle a produite.

Or, cette infection atténuée, ou pour mieux dire peu intense dès l'origine, tend essentiellement à la chronicité, grâce d'abord à sa situation en un réservoir plus ou moins stagnant, grâce aussi, dans la plupart des cas sans doute, à la persistance de la cause qui, après l'avoir engendrée, l'entretient. Elle reste donc là, légère mais vivace, au niveau de ce foyer vésiculaire, qui devient ainsi une véritable menace pour les organes voisins. Et de fait, elle en rayonne, de façon plus ou moins précoce, à la fois par le péritoine et par les vaisseaux lymphatiques. Par le péritoine, elle va créer ces traînées de péritonite partielle sous-hépatique qui, si souvent, dans les vieilles cholélithiases, soudent entre eux tous les organes de la région, pylore, duodénum, côlon, vésicule. Par les lymphatiques, elle envahit le foie dans sa partie contiguë, y créant ces lésions plus ou moins étendues d'hépatite partielle juxta-vésiculaire, maintes fois signalées dans la cholélithiase. Et par les lymphatiques aussi elle va plus loin encore, elle gagne le pancréas, où elle va provoquer ces scléroses, ces inflammations chroniques, que les chirurgiens, lors de leurs interventions dans de vieilles lithiases, ont les premiers signalées et reconnues comme très fréquentes dans ces conditions.

Et de même d'ailleurs que la lithiase, tantôt peut rester entièrement latente, tantôt peut se manifester par ces épisodes aigus, qu'on tend aujourd'hui à considérer comme dus, beaucoup plus qu'à la présence ou à la migration des calculs, à un état inflammatoire surajouté, causé par la recrudescence de l'infection initiale, ou par une infection nouvelle, — de même aussi, la pancréatite chronique créée par l'infection lithogène peut rester et reste souvent latente, mais peut aussi se manifester tout à coup par une poussée aiguë, sous l'influence également, soit de cette recrudescence de l'infection causale, soit de cette infection nouvelle.

Si bien, en somme, que ce n'est pas tant le calcul qui importe, c'est l'infection qui l'accompagne. « Les calculs, dit M. le Professeur Dieulafoy, ne sont pas ici seuls en cause, et il faut compter avec l'état plus ou moins septique ou infectieux de la bile. » Nous allons plus loin, et spécifiant plus étroitement encore, nous disons : Ce qui importe dans la genèse des pancréatites biliaires, ce n'est pas le calcul, c'est l'infection de la vésicule, dont il n'est que le témoin. C'est cette infection de la vésicule qui, au loin, provoque les lésions de la pancréatite, comme sur place elle provoque les lésions de la cholécystite lithiasique et par elles la formation de calculs.

Au surplus, nous aurons d'ailleurs l'occasion de signaler chemin faisant combien, en mettant au second rang le calcul et au premier rang l'infection de la vésicule, cette conception de l'origine vésiculaire est capable d'apporter de clarté dans l'interprétation d'autres pancréatites que celles de la lithiase. Les recherches expérimentales, en tout cas, l'ont de tous points confirmée. Mais voyons d'abord quel appui elle trouve dans les notions anatomiques et anatomo-pathologiques.

Et tout d'abord nous pouvons dire immédiatement que les conditions anatomiques du pancréas lui-même et de la région tout entière la justifient pleinement. Nous verrons plus tard qu'il en est de même des constatations faites par les chirurgiens, au cours de leurs interventions. Mais avant d'aborder cette question, il ne sera pas inutile, croyons-nous, de rappeler brièvement ici la disposition des lymphatiques au niveau du pancréas, ainsi que la distribution des voies et relais de ce système dans toute la région qui s'étend du pancréas lui-même au foie et à la vésicule biliaire.

Les lymphatiques du pancréas sont décrits ainsi qu'il suit dans le Traité d'anatomie de MM. Poirier et Charpy : « Les espaces lymphatiques ou plutôt conjonctifs, dit M. Laguesse, admis généralement autour des cavités sécrétantes, et décrits même pour le pancréas par Klein, sont à ce niveau rejetés par Renaut. C'est autour des lobules seulement qu'on trouve les premiers capillaires lymphatiques évidents, nitratables (Sappey, Hoggan, Renaut) sous forme de vaisseaux extrêmement abondants, irréguliers, très larges, souvent sacciformes, anastomosés en réseau. De là partent les troncs valvulés. Très abondants, mais difficiles à injecter, ils se dirigent vers la surface de la glande, et particulièrement vers ses deux bords et ses deux extrémités, formant quatre groupes (Sappey) : les lymphatiques supérieurs ou ascendants, les inférieurs ou descendants, les droits, les gauches. Ils aboutissent respectivement aux quatre petits groupes de ganglions situés :

Au bord supérieur, sur le trajet de l'artère splénique (ganglions de la chaîne splénique);

Autour de l'origine de la mésentérique supérieure (ganglions satellites du segment initial de l'artère mésentérique supérieure);

Au-devant de la tête et de la deuxième portion du duodénum (ganglions satellites des arcades pancréatico-duodénales antérieure et postérieure);

Dans le repli pancréatico-splénique.

Les plus nombreux de ces troncs sont les ascendants, allant aux ganglions de la chaîne splénique; après eux, les droits, allant aux chaînes pancréatico-duodénales antérieure et postérieure; puis les inférieurs, allant aux ganglions de la mésentérique supérieure; enfin les gauches, allant aux ganglions du repli pancréatico-splénique. Telle est la description de Sappey, et aussi celle de Testut. Mais les derniers ganglions, les gauches, ne sont autre chose que l'extrémité de la chaîne splénique; aussi M. Cunéo, tout en décrivant de même les trois premiers groupes, en admet un quatrième, dont les troncs, nés de la face postérieure, iraient aux ganglions juxta-aortiques gauches.

En résumé : réseau péri-lobulaire, d'où partent les troncs collecteurs, lesquels, se portant dans les cloisons conjonc-

tives inter-lobulaires, suivent le même trajet que les vaisseaux sanguins pour arriver à la surface de la glande, où,
après s'être anastomosés, ils se terminent dans leurs
groupes ganglionnaires respectifs, les deux groupes de
beaucoup les plus importants étant le supérieur puis le
droit.

Quelle est, d'autre part, la disposition des lymphatiques
au niveau de la vésicule biliaire et des voies biliaires extra-
hépatiques ? M. Soulié, dans le Traité de MM. Poirier et
Charpy, les décrit ainsi qu'il suit. Ces lymphatiques nais-
sent de deux réseaux, l'un muqueux, l'autre musculaire.
Au niveau de la vésicule, ils présentent la disposition
suivante. A la face inférieure, un grand plexus sous-péri-
tonéal, dont les troncs émissaires vont, sur le bord gauche,
s'unir à ceux du lobe carré, pour se jeter avec eux, soit
dans un ganglion spécial à peu près constant, le « ganglion
du col », soit dans les ganglions du hile. Les troncs
cheminant sur le bord droit, moins nombreux, vont se
joindre à ceux du lobe droit du foie. A la face supérieure,
il n'y a que quelques fins vaisseaux, qui, nés du bord droit,
croisent obliquement cette face pour aboutir aux ganglions
du hile. Les lymphatiques de la muqueuse sont en con-
nexion avec ceux de la séreuse, et s'unissent avec ceux du
foie par des vaisseaux communs qui se trouvent au niveau
du sillon transverse.

En résumé, les lymphatiques de la vésicule vont, soit
directement aux ganglions du hile ou au ganglion du col,
soit se joindre aux lymphatiques du foie. Ceux-ci, on le
sait, se rendent : pour la plus grande part, aux ganglions
du hile, d'autres aux ganglions intra-thoraciques situés

autour du segment terminal de la veine cave inférieure ; très accessoirement, aux ganglions sus-xiphoïdiens, aux ganglions péri-œsophagiens et aux ganglions situés autour du tronc cœliaque.

Quant aux lymphatiques des conduits biliaires, ils sont ainsi décrits par M. Soulié. Ceux des canaux hépatique, cystique et de la partie supérieure du cholédoque aboutissent aux ganglions du hile, plus spécialement, d'après M. Cunéo, à la chaîne satellite du canal cystique et du canal cholédoque. Quant à ceux de la portion inférieure du cholédoque et de la région vatérienne, ils se rendent très probablement aux ganglions qui avoisinent la tête du pancréas. « Il existe, dit M. Cunéo, des relations intimes entre les lymphatiques du segment terminal du cholédoque, et ceux du duodénum et de la tête du pancréas. »

Il résulte donc de ces descriptions que les lymphatiques de la vésicule, aussi bien que ceux du reste des voies biliaires, aboutissent en somme, pour la très grande majorité, aux ganglions du hile. Que sont donc ces ganglions du hile ? Ils sont, dit M. Cunéo, très rarement disposés en un paquet étalé transversalement au-dessous du sillon transverse. Ils forment ordinairement deux chaînes verticales, plus ou moins continues, dont l'une est satellite de l'artère hépatique, l'autre des canaux cystique et cholédoque.

La chaîne hépatique, annexée à cette artère comme des chaînes analogues le sont à toutes les artères en général, se compose d'ordinaire de 3 à 6 ganglions, échelonnés sur son trajet : les uns, sur sa portion horizontale, répondant par suite au bord supérieur du pancréas et au plancher de l'hiatus de Winslow ; les autres, sur sa portion verticale, répondant par suite au flanc gauche de la veine porte. La chaîne hépatique émet une chaîne secondaire, satellite de l'artère gastro-épiploïque droite, et comprenant elle-même deux groupes : un groupe sous-pylorique, formé de 3 à 6 ganglions situés dans le ligament gastro-colique, au-dessous de la zone pylorique de l'estomac ; et un groupe rétro-pylorique, formé de 2 à 3 ganglions qui, se continuant sans démarcation avec les ganglions de la chaîne hépatique principale, sont placés autour du tronc de la gastro-duodénale et en rapport, par conséquent, en avant avec la face postérieure du pylore, en arrière avec le pancréas (auquel, dit M. Cunéo, ils adhèrent fortement quand ils sont dégénérés, et dont il est très difficile alors de les séparer).

La chaîne satellite du cystique et du cholédoque consiste en une série de ganglions, disposés en une chaîne verticale sur le trajet des conduits biliaires extra-hépatiques, et dont la direction est parallèle à celle de ces conduits. Le plus élevé est le ganglion cystique, inconstant, compris dans l'angle, ouvert à gauche et en avant, que limitent le col et le corps de la vésicule biliaire. Les ganglions sous-jacents s'échelonnent le long du canal cystique puis du cholédoque, placés le long de leur bord droit ou sur leur face postérieure ; ils sont, d'ailleurs, de nombre et de disposition exacte assez variables ; l'un cependant, assez constant, est situé au niveau du confluent du canal cystique et du canal hépatique. Inférieurement, cette chaîne se fusionne avec la chaîne satellite de l'arcade vasculaire rétro-pancréatique, donc, en réalité, avec la chaîne hépatique.

« Ces deux chaînes, relativement distinctes, existant au niveau du pédicule hépatique, dit M. Cunéo, l'une satellite des gros canaux collecteurs de la bile, l'autre de l'artère hépatique, ne se présentent pas toujours avec un caractère aussi schématique, mais néanmoins elles sont le type habituel. » Elles se continuent l'une dans l'autre à leur partie inférieure, ainsi qu'on vient de le voir. Leur aboutissant commun est ainsi, par la chaîne hépatique, l'amas ganglionnaire situé autour du tronc cœliaque, amas dont la chaîne hépatique n'est pour ainsi dire qu'une émanation.

Or, quels sont les rapports des lymphatiques du pancréas avec les ganglions du hile, auxquels, nous le savons, aboutissent les lymphatiques de la vésicule et des voies biliaires ? Ces rapports sont des plus étroits. Les troncs collecteurs du second groupe, groupe droit, des lymphatiques du pancréas, vont aux ganglions satellites des arcades pancréatico-duodénales antérieure et postérieure. Les uns, ceux qui vont à l'arcade antérieure, dépendent donc de la chaîne satellite de l'artère gastro-épiploïque droite, chaîne secondaire de la chaîne hépatique, et ainsi de la chaîne hépatique. Les autres, ceux qui vont à l'arcade postérieure, laquelle se fusionne, rappelons-le, avec la partie inférieure de la chaîne du cystique et du cholédoque, dépendent donc eux aussi de la chaîne hépatique. Les uns comme les autres se rendent en somme directement aux ganglions du hile, et ainsi ont comme eux pour aboutissant l'amas ganglionnaire situé autour du tronc cœliaque.

Des autres lymphatiques du pancréas, ceux du second groupe ou groupe inférieur, les plus nombreux, se dirigent, avons-nous vu, vers les ganglions de la chaîne splénique ;

cette chaîne, annexée à l'artère splénique comme la chaîne hépatique l'est à l'artère hépatique, est formée de 8 à 10 ganglions, qui sont situés à la face postérieure de l'organe près de son bord supérieur, et dont les plus extrêmes sont placés dans l'épiploon gastro-splénique. Ses efférents, comme ceux de la chaîne hépatique, aboutissent à l'amas ganglionnaire situé autour du tronc cœliaque, amas dont elle est une émanation au même titre que la chaîne hépatique elle-même.

De sorte, en résumé, que les lymphatiques du pancréas et ceux des voies biliaires convergent presque tous vers une même région, celle de la tête pancréatique, au niveau de laquelle, avant d'en repartir pour leur aboutissant commun, ils sont très largement anastomosés entre eux. Le pancréas, et plus spécialement sa tête, se trouve donc ainsi constituer un véritable carrefour lymphatique, auquel aboutissent, rappelons-le encore : par les ganglions du hile, les lymphatiques de la vésicule et des voies biliaires, la plupart de ceux du foie et une grande partie de ceux du pancréas lui-même ; par les ganglions de la chaîne splénique, la grande majorité de ceux restants du pancréas.

Cette disposition rend compte aisément de ce qui doit se passer dans des cas fréquents. Qu'une infection siège au niveau du foie, ou plus spécialement des voies biliaires. Elle envahit les ganglions du hile et, suivant le trajet de leurs deux chaînes, elle arrive au niveau du carrefour pancréatique. Là, trouvant un système lymphatique très développé, elle subit un temps d'arrêt, elle fait une sorte de relais, les virus ou les toxines charriés par le courant lymphatique étant arrêtés par les ganglions nombreux de la région. Mais, si l'apport continue, elle peut franchir cette barrière et envahir le pancréas lui-même, sur lequel beaucoup de ces ganglions reposent directement appliqués, et dont le réseau périphérique si riche facilite cette pénétration, rendue plus facile encore par l'absence d'une capsule fibreuse, capable de s'opposer dans une certaine mesure à l'extension d'un processus voisin.

Et ainsi, par cet envahissement lymphatique, par cet afflux persistant d'éléments infectieux ou toxiques qu'aucune barrière n'arrête plus, sont créées ces lésions inflammatoires, essentiellement chroniques, des pancréatites biliaires ; lesquelles, d'ailleurs, si, pour une raison ou une autre, l'apport lymphatique se trouve à un moment donné accru dans sa virulence, sont susceptibles de subir de ce fait une poussée aiguë et de se transformer ainsi en pancréatites aiguës.

On le voit, les conditions anatomiques, expliquent très facilement et très clairement, dans l'hypothèse du point de départ vésiculaire, la genèse des pancréatites biliaires, lesquelles sont ainsi en réalité de véritables cholécysto-pancréatites. Et de même, elles expliquent encore, et tout aussi bien, la prédominance élective à la tête de l'organe, des lésions de ces pancréatites.

Mais il y a plus. L'infection d'origine biliaire, arrivée au pancréas par la voie lymphatique, peut ne pas s'arrêter là. Certains des lymphatiques du pancréas, nous l'avons vu, se rendent aux ganglions situés autour du tronc de la mésentérique supérieure ; à ces mêmes ganglions, d'autre part, aboutissent entre autres les lymphatiques du cæcum et de l'appendice, lesquels, après avoir traversé les ganglions iléo-cæcaux, ont remonté le long de la racine du mésentère. Il est légitime de penser que dans certains cas l'infection partie des voies biliaires, après avoir fait un premier relais au niveau du carrefour de la tête pancréatique et y avoir déterminé des lésions, qui ont pu d'ailleurs rester lalentes, puisse gagner la région cervicale de l'organe, sorte de second carrefour lymphatique, et, de ce second relais, aller plus loin encore, suivre les troncs annexés aux branches de la mésentérique supérieure, aller par eux jusqu'au niveau de l'appendice, et là, trouvant un organe particulièrement riche en tissu lymphoïde, y déterminer un nouveau processus inflammatoire, pouvant être d'autant plus intense que cette richesse est plus grande, — une appendicite. Ainsi pourrait s'expliquer la pathogénie de cette association morbide que l'on commence à bien connaître entre la vésicule biliaire et l'appendice, la cholécysto-appendicite, pour l'origine de laquelle cette voie lymphatique semble plus probable et plus facile à admettre que la propagation de proche en proche par le péritoine, propagation dont on est loin de retrouver toujours les traces lors de l'intervention.

Quoi qu'il en soit de cette hypothèse, que nous ne faisons d'ailleurs que soulever, nous nous croyons, en tout cas, en droit de conclure, en ce qui concerne le pancréas — que seul nous ayons en vue dans ce travail — que les conditions anatomiques normales rendent non seulement possible, mais très vraisemblable, la propagation au pancréas, par la voie lymphatique, d'une infection siégeant dans la vésicule, selon le mode pathogénique proposé par M. Thiroloix. Voyons maintenant si les constatations anatomo-pathologiques parlent dans le même sens.

IV

Il n'est pas rare que des adénopathies soient signalées au cours d'interventions pour des pancréatites. Kehr, il est vrai, avait fait de leur absence un caractère distinctif en faveur de la pancréatite, par opposition au cancer. Mais Mayo Robson, au contraire, déclare que « des ganglions augmentés de volume peuvent se rencontrer dans le petit épiploon, aussi bien dans la pancréatite que dans le cancer, qu'ils sont seulement mous et discrets dans la pancréatite, alors qu'ils sont durs et confluents dans le cancer ».

Cette mollesse explique qu'ils puissent facilement échapper à l'exploration. Ils y échapperont d'autant plus facilement qu'à cette première condition, déjà si singulièrement favorable, viennent s'en ajouter d'autres, agissant dans le même sens. C'est la présence, dans de nombreux cas, de ces « masses inflammatoires remontant jusqu'au hile du foie », dont parle Tietze. C'est la présence surtout de ces adhérences, si fréquentes qu'on peut les dire presque constantes, adhérences occupant parfois toute la région, et qui, selon Mayo Robson, alors qu'elles sont généralement absentes dans le cancer, sont au contraire presque toujours associées à la pancréatite chronique. « Dans tous les cas de pancréatite chronique que j'ai opérés, écrivait-il en 1900, j'ai trouvé de nombreuses et fermes adhérences autour du duodénum, du pylore et de l'angle hépatique du côlon, organes qui tous étaient adhérents au foie et à la vésicule, et dans plusieurs cas j'ai trouvé l'occlusion de l'hiatus de Winslow. « Et en effet ces adhérences transforment le plus souvent la région en une masse mal distincte, où il n'est pas toujours facile de se reconnaître, plus ou moins fibreuse, plus ou moins indurée, au milieu de laquelle les opérateurs dans certains cas, ainsi qu'ils l'ont signalé à diverses reprises, ont de la peine à reconnaître les organes eux-mêmes, et dans laquelle même ils sont parfois obligés de sculpter pour ainsi dire ces organes.

Rappelons enfin qu'un certain nombre des ganglions régionaux sont intimement appliqués sur le pancréas lui-même ; au point même que l'on a signalé à plusieurs fois ce fait, notamment dans la pancréatite tuberculeuse, que c'était seulement lors de la section de l'organe ou même lors de l'examen histologique, que l'on reconnaissait un ou plusieurs ganglions, entièrement fusionnés avec le tissu glandulaire, avec lequel on les avait entièrement confondus jusque-là. (Carnot, Kehr.)

Pour ces diverses raisons, il n'est pas téméraire de supposer que dans de nombreux cas des adénopathies puissent passer inaperçues lors d'une intervention, et l'on peut, croyons-nous, légitimement penser qu'elles sont sans doute plus fréquentes encore que ne permettent de le contrôler les constatations *in vivo*. Malgré toutes ces conditions défavorables, d'ailleurs elles sont, nous l'avons dit, très souvent signalées. Nous n'en citerons, comme exemples plus particulièrement typiques, que 3 observations : — celle rapportée par M. Quénu à la Société de chirurgie le 1er mars 1905, où les ganglions autour du cholédoque furent à l'autopsie trouvés augmentés de volume, et où l'examen histologique montra dans ces ganglions des lésions d'inflammation chronique ; — celle rapportée par M. Terrier à la Société de chirurgie le 7 février 1906, dans laquelle à l'opération on trouva dans le petit épiploon 6 à 8 ganglions en amande, échelonnés le long du cholédoque. ; — celle enfin due à M. Thiroloix, où à l'autopsie furent trouvés, le long du cholédoque et au niveau de la tête pancréatique indurée, de gros ganglions hypertrophiés, adhérents, non suppurés.

Or, ces adénopathies des pancréatites biliaires ne sont-elles pas en faveur de la voie d'apport lymphatique de l'infection ? C'est sur leur présence à peu près constante, dans la pancréatite tuberculeuse aussi bien que dans la sclérose pancréatique des tuberculeux, que M. Klippel dès 1897 se basait pour admettre dans ces cas la propagation de l'infection spécifique par le système lymphatique. Et ce mode pathogénique, admis par M. Lancereaux et M. Carnot, depuis devenu classique, était récemment encore confirmé par les recherches de MM. Gilbert et Weil. Or, si la présence d'adénopathies juxta-pancréatiques a pu, dans ce cas, être un argument en faveur de la voie d'apport lymphatique de l'infection, ne doit-il pas en être de même dans les pancréatites biliaires, où elles ne sont sans doute, redisons-le, constatées d'une façon moins constante que parce qu'elles sont noyées dans les formations inflammatoires, devenues plus ou moins fibreuses, qui ont ici si souvent envahi toute la région?

De même d'ailleurs que ces adénopathies démontrent la propagation par les lymphatiques de l'infection atteignant le pancréas, de même ces formations inflammatoires, ces adhérences, qui si visiblement émanent de la vésicule, montrent, elles, que c'est cette vésicule qui est le foyer infectant, — foyer qui peut rayonner à la fois, de proche en proche, par le péritoine vers les parties contiguës, et par les lymphatiques vers les régions plus éloignées.

En somme, — et nous nous croyons dès maintenant autorisée à le dire, avant même d'avoir parlé d'autres considérations bien autrement importantes, et sur lesquelles nous reviendrons, concernant les altérations vésiculaires dans les pancréatites, — en somme, les constatations anatomopathologiques faites au simple point de vue macroscopique lors des interventions chirurgicales, viennent nettement, tout aussi bien que l'anatomie normale elle-même, à l'appui de la théorie que nous soutenons, du point de départ vésiculaire et de la propagation lymphatique de l'infection du pancréas, au cours de la lithiase biliaire.

V

Voyons, d'autre part, si la théorie actuelle est en fait tellement bien établie, tellement bien assise, qu'on ne puisse réellement lui adresser aucune objection.

Et tout d'abord, est-elle unanimement acceptée? est-elle admise sans réserves par tous les auteurs qui se sont spécialement occupés de la question? A cette question, nous pouvons sans hésiter répondre par la négative. Il serait trop long d'énumérer ici tous les auteurs qui, tout en acceptant, faute de mieux semble-t-il, la notion de l'infection canaliculaire ascendante d'origine intestinale, ont fait cependant des réserves à son sujet. Nous n'en citerons que quelques-uns.

C'est Truhart qui pense que le canal de Wirsung semble ne permettre une invasion microbienne directe venant de l'intestin, que dans des circonstances absolument exceptionnelles, aussi bien pendant la vie que dans la période agonique ou même post-mortem.

C'est Remedi, qui déclare que l'infection ascendante dans la pathogénie des pancréatites est passible de nombreuses objections, et qui, rappelant les moyens de défense dont dispose le canal de Wirsung, par son sphincter, le cours du suc pancréatique et les propriétés bactéricides de ce suc, rappelant d'autre part la stérilité normale du contenu duodénal, conclut que des conditions spéciales sont requises pour rendre cette infection ascendante possible et qu'elles ne peuvent le faire que, soit en altérant cette stérilité, soit en annihilant ces moyens de défense.

C'est Desjardins, de son côté, qui remarque lui-même « que l'ouverture du canal. de Wirsung dans l'intestin, milieu septique normalement, et qui le devient bien plus lors de la moindre infection intestinale, ne serait pas suffisante cependant pour expliquer l'envahissement du pancréas, car les glandes salivaires elles aussi s'ouvrent dans un milieu septique et pourtant leurs inflammations primitives sont excessivement rares ; ce dont il faut surtout tenir compte, c'est que les canaux excréteurs ont une disposition spéciale qui favorise les chances d'infection ». Et ailleurs encore, après avoir exposé comment il comprend la circulation de l'infection entre les canaux de Wirsung et de Santorini, il ajoute : « et cependant, les cas sont assez rares, d'infection d'origine nettement intestinale ; presque toujours on trouve comme facteur étiologique l'infection des voies biliaires ».

C'est M. Quénu qui déclare que « l'infection ascendante d'origine biliaire ou duodénale ne semble pas probable dans la lithiase purement vésiculaire, » et qui, s'il se rallie ensuite, il est vrai, à l'hypothèse de la double infection glandulaire, semble pourtant ne le faire que faute de mieux, peut-être, et en tous cas, en vertu surtout de cette considération « qu'il serait étrange que l'infection qui envahit les voies biliaires pour y devenir lithogène, n'envahît pas aussi le canal pancréatique, lequel n'est pas mieux protégé que le cholédoque » ; or, nous verrons plus tard quelle est la valeur de cette considération.

C'est M. Chauffard qui, au sujet d'une observation, que nous aurons l'occasion de citer encore, de lithiase du cholédoque avec pancréatite chronique, déclare que malgré tout « la pathogénie de ces pancréatites cholélithiasiques reste discutable ».

C'est enfin M. le Professeur Dieulafoy qui, après un rapide exposé des divers modes pathogéniques proposés pour l'interprétation des pancréatites biliaires, conclut par ces mots : « Bref, la pathogénie de ces pancréatites n'est pas encore élucidée. »

Examinons donc de plus près cette pathogénie, et voyons quelles objections on peut en effet adresser à la théorie classique. Rappelons, d'ailleurs, quelle en est toute l'importance à un point de vue plus général puisque les pancréatites biliaires sont, de toutes, de beaucoup les plus fréquentes, ainsi que l'établissait tout récemment encore une statistique de W. Mayo, d'après laquelle, sur 100 affections pancréatiques, il y en a 81 de liées à la lithiase biliaire ou du moins en coexistence avec elle, et puisque d'autre part Kehr, sur 100 interventions pratiquées sur les voies biliaires, trouve des lésions du pancréas dans 33 o/o des cas.

Nous l'avons vu, on admet, en somme, pour expliquer la pancréatite dans les cas de lithiase biliaire, deux modes pathogéniques différents : tantôt propagation directe par contiguïté du cholédoque, tantôt infection canaliculaire ascendante provenant, soit du duodénum, soit des voies biliaires.

Et remarquons de suite combien ce fait de devoir admettre deux modes pathogéniques différents pour une même condition étiologique si nettement définie que la lithiase biliaire, est déjà un point peu satisfaisant pour l'esprit.

La théorie de la propagation directe par contiguïté s'applique plus spécialement aux pancréatites biliaires dans lesquelles il y a calcul du cholédoque. Or ces pancréatites sont les plus fréquentes, si l'on en croit la notion classique. MM. Quénu et Duval ont en effet donné la statistique suivante, basée sur 118 observations de pancréatite biliaire :

```
Calculs dans la vésicule ou le cystique. . . . . . . . . 46
       —      le cholédoque seul . . . . . . . . . . 20
       —      l'ampoule de Vater . . . . . . . . . . 8
       —      le duodénum en face de l'ampoule. . . . . 2
       —      toute la voie biliaire (vésicule, cystique, cholé-
              doque) . . . . . . . . . . . . . . . 28
Calcul de siège non déterminé. . . . . . . . . . . . . 11
    —   rendu dans les selles . . . . . . . . . . . 3
```

Et ils en tirent les conclusions suivantes :

Sur 104 cas où le siège des calculs était précisé, il y avait donc :

```
20 cas. . . . calculs dans le cholédoque seul.
28 cas. . . . calculs dans toute la voie biliaire (voies
                accessoires et cholédoque).
```

Donc :

48 cas . où il y avait calcul proprement dit du cholédoque.

Contre :

46 cas. . . . où il y avait calcul de la voie accessoire.

Cette statistique nous paraît susceptible d'une autre interprétation. Tout d'abord, y a-t-il plus de raison de joindre aux cas avec calcul du cholédoque, plutôt qu'aux cas avec calcul de la voie accessoire, les 28 cas où il y avait calcul dans toute la voie biliaire (accessoire et cholédoque)? De plus, c'est encore aux cas avec calcul du cholédoque que MM. Quénu et Duval joignent les 10 cas où il y avait calcul, 8 fois dans l'ampoule de Vater, 2 fois dans le duodénum en face de l'ampoule ; et ils en tirent l'opposition suivante :

. 58 cas. . . . où il y avait calcul des voies principales (associées ou non aux voies accessoires).

Contre :

46 cas. . où il y avait calcul des voies accessoires seules.

Ces 10 cas, les 2 derniers surtout, ne sont-ils pas à éliminer, au même titre que l'ont été déjà 14 autres cas (11 de calcul à siège non déterminé, 2 de calcul rendu dans les selles), puisque, pour ceux-ci, comme pour ceux-là, rien n'indique qu'il y ait eu plutôt, soit calcul du cholédoque, c'est-à-dire calcul présent pendant un certain temps dans ce canal, soit calcul de la vésicule, n'ayant fait que traverser ce canal simplement?

En somme, cette statistique nous paraît pouvoir s'interpréter tout autrement qu'elle ne l'a été, et il nous semble que l'on pourrait dire tout aussi justement :

Calculs du cholédoque seul 20
— de la voie accessoire seule 46
— de toute la voie biliaire (accessoire et cholédoque) . 28

Donc :

74 cas . . . où il y avait calcul dans la voie accessoire.

Contre :

20 cas. . . . . où il y avait calcul dans le cholédoque

ce qui renverse entièrement la conclusion à tirer, et
cela dans des proportions énormes.

Mais il nous semble plus rationnel encore, pour ne pas
tomber en sens contraire dans l'écueil que nous signalions,
de dire plus simplement :

46 cas. . où il y avait calcul dans la voie accessoire seule.

Contre :

20 cas. . . où il y avait calcul dans le cholédoque seul

ce qui renverse toujours la conclusion à tirer, et cela
dans la proportion encore considérable de plus du simple
au double.

Et ainsi, nous croyons pouvoir dire que les pancréatites
ne sont pas plus fréquentes dans les cas de calculs du
cholédoque seul que dans les cas de calculs des voies
accessoires seules, en d'autres termes que la lithiase
du cholédoque ne prédispose pas plus à la pancréatite
que la lithiase des voies accessoires, c'est-à-dire de la
vésicule.

Mais au fond, d'ailleurs, ces deux lithiases sont-elles
différentes ? La lithiase cholédocienne et la lithiase vésiculaire sont-elles deux choses distinctes ? — Non, dit la

majorité des auteurs ; la lithiase cholédocienne n'est qu'une étape de la lithiase vésiculaire, à laquelle elle est toujours secondaire, le calcul du cholédoque n'étant dans tous les cas qu'un calcul de la vésicule, simplement arrêté, lors de son expulsion, dans un canal dont le calibre va en diminuant de plus en plus vers sa terminaison. — Oui, disent d'autres auteurs ; car il existe, à côté des cas, évidemment les plus fréquents, où il y a seulement localisation secondaire d'un calcul vésiculaire des cas, rares, mais certains, de lithiase cholédocienne primitive, indépendante de toute lithiase vésiculaire, indépendante par conséquent de toute cholécystite lithiasique. Cette question a dans le cas actuel une grande importance ; non seulement parce que si la lithiase cholédocienne est toujours secondaire, la distinction des deux variétés de cas n'a plus grand intérêt, puisque toujours, dans les uns comme dans les autres, il y a ou il y a eu lithiase de la vésicule ; mais parce que surtout, s'il existe vraiment une lithiase cholédocienne primitive, indépendante de toute cholécystite lithiasique, il est évident qu'une pancréatite apparaissant au cours d'une telle lithiase ne pourra par suite ressortir au mode pathogénique invoqué par M. Thiroloix et dont nous cherchons à établir l'existence, et qu'ainsi, quelle que soit d'ailleurs la rareté de cette lithiase, la théorie du point de départ vésiculaire n'en deviendra pas moins de ce fait passible du même reproche que l'une au moins des deux théories classiques, celle de la contiguïté, à savoir de n'être pas applicable à tous les cas de pancréatite biliaire. Tandis que, au contraire, si la lithiase cholédocienne n'est jamais primitive, mais toujours secondaire, la notion

de l'origine vésiculaire, étant ainsi applicable à la totalité
des cas liés à des calculs du cholédoque, par là se trouve
ramenée à l'unité la pathogénie de ces pancréatites. Or il
semble bien établi que c'est la majorité qui a raison et que
la lithiase cholédocienne primitive n'existe pas chez
l'homme.

En effet, alors qu'elle est incontestable chez le cheval,
par exemple, et cela évidemment parce que l'absence de vésicule y place le cholédoque dans les mêmes conditions de
stase possible que la vésicule elle-même chez les mammi-
fères en général, — chez l'homme, au contraire, elle n'a
jamais été constatée de façon certaine et, comme on a pu
le dire, il n'en existe pas en somme à l'heure actuelle un
seul cas absolument probant. Bien des arguments d'ailleurs
plaident contre la réalité de son existence. C'est d'abord
la nature même, la constitution intime des calculs, lesquels,
dans les cas où ils ont été soumis à un examen complet,
ont donné des preuves évidentes de leur formation en deux
temps ; comme, par exemple, dans le cas rapporté par
M. Chauffard, où le calcul, cylindrique, il est vrai, comme
s'il était moulé sur les parois du canal, se montra, d'autre
part, à la coupe formé d'un noyau central, avec apposition
à l'une de ses extrémités de couches concentriques, qui in-
diquaient ainsi nettement l'accroissement d'un noyau primitif, non par sa circonférence, au contact de la muqueuse
supposée lui avoir donné naissance, mais bien par son extrémité postérieure, c'est-à-dire au niveau de la bile, venant
d'amont en état d'infection lithogène, et stagnante là de son
fait même. C'est encore ce fait de la rareté des récidives
lithiasiques après les interventions pour lithiase vésicu-

laire. C'est enfin et surtout la constance des lésions de la vésicule, la presque constance de sa rétraction dans tous les cas de lithiase du cholédoque ; constance bien établie, en dépit de quelques cas rares où l'absence de toute altération vésiculaire put bien être signalée, mais sans le contrôle de l'examen histologique, seul capable pourtant de dépister sûrement des lésions qui peuvent être légères dès le début et qui sont de plus susceptibles de régression. Car ces altérations vésiculaires constantes, qui sont très difficilement explicables si la lithiase est parfois primitive, qui sont au contraire d'une interprétation très simple si cette lithiase est toujours secondaire, puisqu'elles ne sont alors autre chose que les lésions mêmes de la cholécystite lithogène, — ces altérations vésiculaires, par leur présence même, sont ainsi la meilleure preuve peut-être de la nature toujours secondaire de la lithiase cholédocienne. En vertu donc de toutes ces raisons, on est autorisé à admettre, et on admet, en effet, à peu près unanimement, que la lithiase du cholédoque est toujours secondaire. De sorte que la notion de l'origine vésiculaire est applicable ainsi à tous les cas de pancréatite en coexistence avec des calculs du cholédoque. Et par là la théorie du point de départ vésiculaire permet d'expliquer par un seul et même mode pathogénique toutes les pancréatites biliaires.

D'ailleurs cette question de la réalité de la lithiase cholédocienne primitive, qui, dans l'hypothèse de l'origine vésiculaire des pancréatites biliaires, prend un intérêt évident, en présenterait un beaucoup moindre si l'on devait admettre la théorie de la contiguïté ; car il est bien certain que si la propagation par contiguïté se fait réellement, elle peut se faire aussi bien que le calcul soit primitif ou secondaire, que le cholédoque soit altéré par une infection primitive, lithogène, ou par une infection secondaire, provoquée par la présence du calcul lui-même. Voyons donc si d'ailleurs cette théorie de la contiguïté est en fait tellement bien établie qu'on doive l'admettre.

On peut lui faire, et on lui fait du reste, plusieurs objections. L'une des principales est celle ci, que dans les cas de pancréatite avec calcul du cholédoque, la disparition du calcul ne suffit pas à guérir la pancréatite, la suppression de la cause supposée n'entraîne pas la suppression de l'effet, et cela qu'il s'agisse aussi bien d'ablation opératoire que d'expulsion spontanée par les voies naturelles. Certains exemples cliniques ont à ce point de vue la valeur de véritables expériences : tel le cas de M. Chauffard, auquel nous faisions allusion plus haut, dans lequel après l'ablation du calcul les symptômes pancréatiques subsistaient encore ; tel encore le cas si intéressant rapporté par M. le Professeur Dieulafoy, dans lequel aussi la pancréatite subsistait encore, après, cette fois, l'expulsion spontanée du calcul. Si l'ablation du calcul est en réalité suivie de guérison dans l'immense majorité des cas, c'est que, selon la pratique courante des interventions sur les voies biliaires, à ce premier acte opératoire on en adjoint toujours, ou à peu près toujours, un second, lequel est en fait le principal, c'est la désinfection des voies biliaires, seule capable de procurer la guérison, et seule en effet la procurant.

Une seconde objection capitale à la théorie de la contiguïté, c'est, ainsi que nous le signalions plus haut, de n'être susceptible de s'appliquer qu'à un nombre restreint de cas, et ceci a été bien établi par MM. Quénu et Duval. Ils ont montré, en effet que, si elle est justifiée dans les cas où il y a cholédocite intense avec ulcération des parois du canal (cas exceptionnels), peut-être aussi dans les cas subaigus où les ganglions juxta-cholédociens intra-pancréatiques sont infiltrés (cas rares encore), peut-être même dans certains cas de cholédocite intense quoique non ulcérée (cas rares aussi), par contre, dans tous les autres cas, où la cholédocite est douteuse, supposée plus que démontrée, elle ne peut être raisonnablement invoquée, « l'infection par contiguïté d'un canal lui-même peu infecté étant difficile à admettre ». Donc, de l'avis même des classiques, dans la grande majorité des cas de lithiase du cholédoque, elle ne saurait être admise, et l'on devrait, dans tous ces cas, admettre plutôt le second mode pathogénique, l'infection canaliculaire ascendante, infection que le calcul ne ferait sans doute que favoriser par sa présence. Si bien qu'en somme ce serait surtout à cette simple influence favorisante du calcul que serait due la plus grande fréquence des pancréatites dans la lithiase du cholédoque.

Mais nous savons d'ailleurs qu'en réalité cette plus grande fréquence n'existe pas. Existât-elle même, d'ailleurs, elle ne serait pas un argument, ni en faveur de la contiguïté, ni davantage en faveur de l'influence favorisante du calcul sur l'infection ascendante. Car, en effet, du fait qu'il y a coexistence de calcul du cholédoque et de pancréatite, il ne s'ensuit point forcément que celle-ci soit due à celle-là, que ce soit le calcul qui, d'une manière ou d'une autre, ait provoqué la pancréatite. On peut tout aussi bien, et plus vraisemblablement, croyons-nous, supposer l'inverse, ce qui d'ailleurs explique bien plus clairement la coexistence. Puisque le calcul du cholédoque est venu de plus haut, ne peut-on admettre qu'il ne s'est arrêté en ce point que parce que la cholécystite lithogène qui lui a donné naissance avait en même temps causé à distance une tuméfaction inflammatoire du pancréas, tuméfaction capable, comme on sait, de réaliser une compression du cholédoque, qui est suffisante à provoquer l'ictère, par obstacle à l'écoulement biliaire, qui doit être capable a fortiori de s'opposer à la dilatation mécanique du canal, nécessaire au passage du corps dur et volumineux qu'est le calcul ? N'est-il pas tout aussi vraisemblable d'admettre ainsi que c'est, non pas le calcul du cholédoque qui cause la pancréatite, mais la pancréatite qui cause le calcul du cholédoque, ou mieux la localisation cholédocienne du calcul ?

En faveur de cette interprétation nous paraît venir ce double fait que, s'il y a souvent pancréatite sans calcul du cholédoque, par contre, il n'y a pour ainsi dire jamais calcul du cholédoque sans pancréatite. De plus, elle permet encore de comprendre ces cas, signalés par Opie et difficilement explicables autrement, où des lésions pancréatiques avancées furent observées chez des malades chez lesquels pourtant le calcul, leur cause supposée, n'avait séjourné que peu de temps dans le cholédoque. Et, dans le même ordre d'idées, vient encore à son appui ce fait, signalé par MM. Quénu et Duval, que, des diverses lésions pancréatiques, la plus fréquente dans la lithiase du cholédoque est la sclérose; car, d'une part on s'explique mal que cette sclérose, lésion chronique, lésion organisée et par conséquent déjà ancienne, puisse être fréquemment produite par une cause agissant avec intensité mais n'agissant souvent que peu de temps ; — et d'autre part, au contraire, on comprend très bien que cette sclérose, si elle est ancienne, en causant une tuméfaction glandulaire dure et résistante, ait ainsi rendu la cholédoque comprimé incapable de se laisser dilater par le passage d'un calcul, tandis que, la tuméfaction moins résistante produite par une lésion aiguë, aurait pu, sans doute, se laisser refouler et livrer ainsi passage à ce calcul. M. Dieulafoy a montré, en effet, que ce qui importe pour l'arrêt d'un calcul dans le cholédoque, c'est la dilatabilité de ce canal, et il remarque que celui-ci se prêterait très facilement à l'élimination des calculs si l'extensibilité de ses parois n'était en certains points gênée par la présence des tissus voisins. Or, les recherches de Vautrin, qu'il rappelle à ce propos, l'ont montré : il y a, dans le cholédoque examiné en place, une partie rétrécie, située au point où il plonge dans le tissu glandulaire ; et ce point rétréci est dû uniquement à l'inextensibilité de la glande, car il disparaît sur le cholédoque isolé. N'est-il pas évident que cette inextensibilité doit devenir bien plus grande dès que la glande est tuméfiée, et surtout s'il s'agit d'une lésion scléreuse ? Si cette interprétation était exacte, en tout cas, et nous la croyons telle, elle simplifierait fort toute la question des rapports entre la lithiase cholédocienne et la pancréatite, rapports si étroits que de nombreux auteurs ont pu penser à une intervention de la pancréatite dans la production de plusieurs des symptômes de la lithiase. Certains de ces symptômes, en effet, parmi même les plus caractéristiques, paraissent bien dus en réalité à cette pancréatite concomitante, qui, en tout cas, les explique de façon beaucoup plus simple, bien plutôt qu'à l'inconstante cholédocite à laquelle on les rapporte généralement. Tels sont, par exemple, l'amaigrissement, les poussées fébriles et les intermittences de l'ictère.

De telle sorte qu'en somme, aussi bien la localisation cholédocienne elle-même du calcul que les principaux symptômes de cette localisation seraient dus à la pancréatite, et qu'en résumé les choses se passeraient de la façon suivante : à l'origine, une infection vésiculaire, provoquant à la fois la formation d'un calcul et, par œdème lymphatique, une tuméfaction pancréatique; celle-ci, en comprimant le cholédoque, y arrête le calcul lors de son expulsion, et cet obstacle mécanique produit une rétention biliaire incomplète, et par suite une exagération de l'infection vésiculaire (puisque, comme l'a expérimentalement démontré Mignot, le degré de virulence des cholécystites est surtout facteur de la perméabilité des voies inférieures); de cette exagération de l'infection vésiculaire résulte à la fois et une poussée fébrile et une recrudescence de l'apport infectieux au pancréas, recrudescence se traduisant par un accroissement de la tuméfaction ; et cet accroissement de la tuméfaction s'ajoutant à l'obstacle déjà existant et constitué surtout par le calcul, rend à son tour la rétention plus complète et accroît ainsi l'ictère, de sorte qu'il y a là un véritable cercle vicieux.

En somme, nous nous résumerons en disant : — que les pancréatites, si l'on s'en tient aux chiffres ne pouvant prêter à aucune confusion, ne sont pas plus fréquentes avec les calculs du cholédoque qu'avec les calculs de la vésicule; — que d'ailleurs, quand il y a pancréatite avec

calcul du cholédoque, on peut admettre vraisemblablement
que c'est la pancréatite qui a causé la localisation cholédocienne du calcul, toujours d'origine vésiculaire puisque la
lithiase cholédocienne primitive n'existe pas; — que la
théorie de la propagation par contiguïté ne peut s'appliquer, de toute façon, qu'à un nombre très restreint de cas
de calculs du cholédoque; — qu'au contraire, la théorie du
point de départ vésiculaire peut s'appliquer à la totalité de
ces cas, puisque la lithiase cholédocienne est toujours
secondaire et comme telle s'accompagne toujours de lésions
vésiculaires; — enfin, que cette notion du point de départ
vésiculaire devient ainsi applicable à tous les cas sans
exception de cholélithiase, basée qu'elle est sur l'existence
d'une lésion qui est, non seulement constante, mais la
seule constante, dans tous les cas de lithiase biliaire.

VI

C'est donc, nous l'avons vu, à l'infection canaliculaire ascendante que les classiques rapportent en somme toutes les pancréatites de la lithiase vésiculaire et la très grande majorité de celles de la lithiase cholédocienne, les calculs dans ces dernières n'ayant qu'une simple action favorisante. C'est qu'en effet, l'infection ascendante, c'est la grande cause toujours invoquée pour l'interprétation des pancréatites quelles qu'elles soient, aussi bien d'ailleurs que des infections glandulaires, en général, cause toujours invoquée, toujours affirmée, mais en réalité jamais absolument prouvée, et cela malgré tant de recherches expérimentales instituées en vue de la démontrer. Ce qui tient évidemment, rappelons-le, à la difficulté, à l'impossibilité même de réaliser en expérimentation les conditions spontanées de la pathologie humaine, si bien que l'on ne peut en toute sécurité conclure de l'une à l'autre. Toute intervention expérimentale sur le pancréas, en effet, ne peut s'exécuter sans le léser en même temps, par conséquent sans restreindre ou supprimer parfois ses moyens de défense naturels, sans provoquer toujours une diminution de sa résistance normale; et cette diminution de résistance, qu'aussi bien l'on invoque d'ordinaire quand il s'agit d'infections spontanées,

mais dans ce cas sans pouvoir la démontrer, suffit, peut-
être, à enlever aux résultats une partie de leur valeur. Ce
n'est pas tout encore. De ce que telles ou telles causes sont
capables de provoquer, et provoquent, en fait, des pancréatites chez l'animal en expérience, il ne s'ensuit point
forcément, loin de là, qu'à ces mêmes causes doivent être
rapportées les pancréatites spontanées de l'homme; cela est
bien évident en soi, qu'il s'agisse du mode d'apport de
l'agent nocif ou plus encore peut-être de sa nature même;
telle substance chimique, par exemple, paraissant être une
cause particulièrement apte à provoquer telle variété de
pancréatite, mais pourtant n'étant assurément point celle
qui la provoque chez l'homme, où bien certainement elle
ne se trouve jamais en situation de le faire. L'expérimentation, ici comme en toute autre question, demande donc à
être interprétée, et ne peut donner forcément que des indi-
cations relatives, en restant incapable de tout résoudre
d'une façon absolument certaine. Examinons donc les conditions dans lesquelles se ferait l'infection canaliculaire
ascendante chez l'homme, d'une façon spontanée.

Le pancréas, dit-on, est atteint par l'infection par la
voie de son canal excréteur. Et l'on donne divers arguments à l'appui de cette assertion. L'un des principaux est
la localisation, exclusive ou prédominante, des lésions
à la tête, dans la très grande majorité des cas observés.
C'est à la tête, dit-on, que siègent surtout les lésions,
parce que c'est au niveau de la tête que l'agent nocif atteint
et peut toucher tout d'abord l'organe, puisqu'il lui arrive
par son canal excréteur, qu'il vienne soit directement de
l'intestin, soit du cholédoque grâce à la contiguïté des

deux canaux au fond de l'ampoule de Vater. Cette localisation élective à la tête, exclusive ou du moins prédominante,
n'est pas douteuse. Mais elle s'explique tout aussi bien, elle
est tout aussi inévitable, si l'infection arrive au pancréas
par la voie lymphatique; puisque c'est au niveau de la
tête que se trouve cette sorte de carrefour lymphatique
dont nous avons rappelé la disposition générale. On peut
en dire autant de la localisation plus élective encore, signalée par Desjardins, sur la face postérieure, puisque c'est
là que les ganglions sont le plus nombreux et que passe
l'une des chaînes principales, celle qui accompagne le
cholédoque lui-même. Et quant à la limitation plus particulière dans le triangle dit d'infection, nous ne sachions
pas que, même plus ou moins stricte, elle ait jamais été
objectivement démontrée. Aussi bien, d'ailleurs, le corps et
la queue elle-même, sont-ils indemnes aussi souvent et
aussi complètement qu'il est classique de le dire ? La sclérose de la queue, ne se manifestant pas par des troubles
de compression, a bien des chances de passer inaperçue,
et cela, même lors d'une intervention; où peut-être on ne
l'explore pas toujours, où en tout cas cette exploration est
difficile, et forcément moins fructueuse que celle de la
tête, en raison de la profondeur et de la mobilité de la
partie d'organe à explorer. Mais, quoi qu'il en soit, la prédominance à la tête ne saurait prouver l'origine canaliculaire,
et est tout aussi bien en faveur de l'origine lymphatique.

Le point de départ topographique de la sclérose, la localisation histologique primitive, semble devoir être d'une
haute valeur pour l'interprétation de l'origine des lésions.
Et de fait on a décrit une sclérose à point de départ péri-

canaliculaire, une autre à point de départ péri-vasculaire, une autre dès le début diffuse, inter-acineuse. Mais ces divers types se confondent toujours plus tard, au cours de leur évolution, de sorte que, de l'aveu même des auteurs qui les décrivent, dans les cas un peu anciens, c'est-à-dire à peu près les seuls en somme que l'on ait l'occasion d'observer, il est impossible de dire lequel a existé au début, lequel par conséquent a été à l'origine du processus actuellement généralisé. Et en effet, les descriptions histologiques se ramènent bien souvent à la mention suivante, peu suggestive, il faut le reconnaître : sclérose à la fois interlobaire, péri-canaliculaire, péri-artérielle. Cette diffusion de la sclérose en ces divers points n'a rien, d'ailleurs, qui doive surprendre : n'est-il pas naturel que le processus de prolifération conjonctive soit surtout intense dans les points où normalement déjà existe du tissu conjonctif ? Et M. Lefas, étudiant la sclérose pancréatique sénile, ne signale-t-il pas que cette sclérose, qui peut être, soit péri-vasculaire, soit péri-canaliculaire, soit mixte, mais qui est le plus souvent péri-canaliculaire, n'atteint pourtant que les canaux possédant une paroi conjonctive propre ? Ce qu'il faudrait, pour pouvoir dans tous les cas dire quel a été le point de départ, le centre de rayonnement de la sclérose, ce serait, ainsi que le fait remarquer M. Carnot, d'observer les lésions au début, circonstance bien rarement, si jamais, réalisée en pathologie humaine. Opie, en effet, dont on connaît les travaux si importants sur l'histologie des pancréatites, déclarait en 1901 : « Dans tous les cas d'inflammation chronique du pancréas qui ont servi à mon étude, je n'ai pu découvrir aucune relation constante entre le tissu nouvellement formé et les veines, les artères, les lymphatiques ou les canaux, et je n'ai eu aucune preuve que le processus ait eu son origine auprès de ces organes. Même là où la pancréatite chronique succède à l'obstruction des conduits, le tissu sclérotique n'est pas plus abondant autour des canaux que partout ailleurs. « Dans les cas expérimentaux même, où l'on a si souvent provoqué la pancréatite par l'injection de substances toxiques ou infectieuses, soit dans le canal excréteur, soit en plein parenchyme glandulaire, dans ces cas même où pourtant, d'autre part, les lésions ont pu être examinées de façon précoce, il ne semble pas que l'on ait trouvé de systématisation très nette, ni différente selon les conditions, du processus au début ; ce qui tient sans doute à la très grande rapidité de réaction de l'organe dans son ensemble. Dans un seul cas peut-être, autant que nous sachions, on a obtenu une sclérose à prédominance réellement et nettement péri-canaliculaire ; c'est dans l'expérience de M. Carnot, où un fil fut placé et laissé à demeure, pendant dans le canal de Wirsung jusqu'à son orifice duodénal, afin, dans la pensée de l'auteur, de favoriser simplement l'ascension des microbes du duodénum. Mais cette expérience nous paraît placer l'organe dans des conditions d'infection tellement factices, qu'il nous semble difficile d'en tirer des conclusions, relativement aux infections qui seraient susceptibles de se produire par cette voie d'une façon spontanée. (Et il nous paraît en être de même des deux ou trois observations connues en clinique, où des pancréatites furent signalées, en même temps que la présence de lombrics engagés dans le canal de Wirsung ; car, outre qu'il a fort bien pu ne s'agir là que d'un simple phénomène *post mortem*, ces cas sont de toutes façons trop rares pour qu'on puisse en tirer des déductions concernant un mode habituel d'infection. Et, c'est d'ailleurs à ces deux seules conditions, rattachables toutes deux à un même mécanisme, l'une expérimentale si artificielle, l'autre spontanée si exceptionnelle, que paraissent en somme se résumer les seuls cas dans lesquels l'infection ascendante ait été absolument certaine.) Aussi bien, dans tous les autres cas expérimentaux, est-on loin d'avoir obtenu rien d'aussi net comme localisation péri-canaliculaire, alors cependant que dans tous ces cas la simple injection intra-canaliculaire est pourtant déjà un mode d'apport bien différent de celui par lequel pourrait se produire une infection spontanée. Car c'est un point, en effet, sur lequel on ne saurait trop insister, que cette impossibilité d'assimiler complètement une infection spontanée, plus ou moins progressive, d'une glande intacte, par un canal non lésé, telle en un mot qu'elle se produirait chez l'homme, à l'infection expérimentale, rapide, brutale si l'on peut ainsi parler, massive, par un canal forcément lésé, d'une glande inévitablement traumatisée. Et ce qui prouve bien à quel point les deux conditions sont différentes, combien dans la première les chances d'infection sont moindres, c'est qu'on provoque à volonté des pancréatites expérimentales, alors que dans les conditions ordinaires la simple présence de microbes dans le canal excréteur ne suffit pas à en produire, ainsi que le démontre surabondamment la présence de ces microbes dans le canal de Wirsung dans la dernière partie de son parcours. Il est des cas cependant chez l'homme où, sinon l'infection, du moins les lésions qu'elle a engendrées, semblent avoir eu un point de départ canaliculaire ; on a décrit, en effet, certains cas où la sclérose est nettement prédominante autour du canal excréteur ; mais ces cas sont si peu la règle, la majorité, que l'on a fait d'eux une forme spéciale, un type distinct, c'est l'angio- pancréatite scléreuse, de MM. Gilbert et Lereboullet. Quant à l'angio-pancréatite catarrhale, dont Mayo Robson admet l'existence, comme propagation du catarrhe duodénal auquel il rapporte les pancréatites non biliaires, lui-même avoue qu'on ne sait point encore la reconnaître en clinique. « Nous ne savons pas encore, disait-il dans son rapport au Congrès de 1900, reconnaître le catarrhe aigu ou chronique limité aux conduits pancréatiques ; à moins d'ictère, ajoute-t-il, nous ne savons pas non plus distinguer l'inflammation infectieuse suppurée des conduits, de l'abcès du pancréas. » Comme, d'autre part, elle n'a pas été observée anatomiquement, il est permis de dire que son existence n'est pas démontrée mais reste une hypothèse. Et il en est de même de l'angio-pancréatite suppurée en tant que lésion originelle, de cette angio-pancréatite dont Arnozan le premier, par analogie avec l'angiocholite dans les abcès du foie, signalait la possibilité comme point de départ des abcès du pancréas. Il est bien clair que la participation canaliculaire peut être, aussi bien que primitive, secondaire à l'inflammation du parenchyme, la présence de pus dans les canaux ne signifiant pas forcément que ce pus y a pris naissance.

C'est qu'en effet, si même, ce qui n'est pas, il était démontré que les lésions dans les pancréatites ont un début canaliculaire, on ne serait point pour cela autorisé à conclure inévitablement que l'infection, quoique s'étant manifestée d'abord au niveau des canaux, soit en réalité arrivée par ces canaux eux-mêmes. Car on peut tout aussi bien admettre qu'elle leur soit venue de dehors en dedans, et qu'en fait, le virus, arrivé au pancréas par une voie quelconque, sanguine ou lymphatique, ait touché surtout l'épithélium par lequel il s'élimine. La possibilité de ce fait est signalée par M. Carnot lui-même, partisan cependant de l'infection canaliculaire. Parlant de la sclérose obtenue par lui expérimentalement, par injection intra-glandulaire de bacilles de Koch, et qui, à la fois péri-canaliculaire, péri-artérielle, parfois aussi péri-cellulaire, est souvent localisée électivement autour des canaux ex-créteurs, il fait remarquer que cette localisation peut s'ex-pliquer, soit par une infection ascendante consécutive, soit par une élimination canaliculaire. Semblable réflexion lui est suggérée, en clinique, par les pancréas de tuber-culeux, où, dit-il, on trouve souvent de la sclérose, « sclé-rose parfois très discrète, uniquement localisée autour des canaux excréteurs, comme si une partie des produits tuber-culeux s'éliminait par les voies d'excrétion de la glande. » Et c'est aussi par cette élimination au niveau des canaux qu'il propose encore d'expliquer les altérations glandu-laires produites dans le pancréas par les poisons lui arri-vant par la voie sanguine ; car il rappelle que certains toxiques semblent s'éliminer de façon élective par cet or-gane : la morphine, par exemple, qui y détermine de la pancréatite hémorrhagique aiguë; le mercure probablement qui semble produire aussi des pancréatites aiguës, com-parables sans doute à la stomatite mercurielle, et dont, ainsi que l'a supposé M. Guinard, on doit peut-être considérer comme des formes atténuées les diarrhées si fréquentes du traitement mercuriel, lors même qu'il n'est pas fait par ingestion. On peut même supposer que c'est peut-être une pathogénie analogue qui est capable de rendre compte de certaines au moins des pancréatites infectieuses, car toutes les glandes, par leur sécrétion, et grâce à leur vascularisation si riche, constituent des voies d'élimination pour les substances nuisibles à l'organisme. Mais ceci, empressons-nous de le dire, n'est qu'une hypothèse. — Hypothèse également de penser à une semblable origine pour la lithiase pancréatique, celle de toutes les affections du pancréas qui manifeste le plus évidemment son point de départ canaliculaire, et qui, d'ailleurs, par ses canaux dilatés, ses kystes, ses calculs eux-mêmes, se montre si clairement être autre chose que les pancréatites chroniques proprement dites. Or cette dissemblance ne s'expliquerait-elle pas bien par une diversité d'origine, les pancréatites naissant par voie lymphatique, puisqu'elles sont biliaires le plus souvent, la lithiase naissant peut-être par élimination, à travers l'épithélium des canaux, d'un virus apporté par le sang ? — Qu'il s'agisse, d'ailleurs, d'agents nocifs arrivant, soit par le sang avec tendance à l'élimination élective, soit par les lymphatiques, le fait lui-même de l'apport périphérique et non canaliculaire trouve, semble-t-il, un appui dans cette statistique de Truhart, qui, sur 39 cas de pancréatites aiguës primitives relève : dans 2 cas seulement, des microbes dans les canaux, dans 14 cas au contraire des microbes dans le pancréas lui-même, dans 23 cas enfin pas de microbes (1). Mais retenons en tout cas que

(1) D'après une autre statistique, sur 223 cas d'affections pancréatiques

même la localisation primitive péri-canaliculaire des lésions ne saurait prouver forcément leur origine canaliculaire aux yeux même des partisans de l'infection par cette voie.

Rien en somme jusqu'ici n'a prouvé que l'infection atteigne le pancréas par la voie canaliculaire : ni l'expérimentation, ni la prédominance topographique des lésions, ni leur localisation histologique. Mais poursuivons. L'infection du pancréas se fait, dit-on, par l'ascension dans le canal de Wirsung des microbes de l'intestin. Rappelons d'abord que le duodénum est le moins septique de tous les segments de l'intestin, car la septicité du contenu intestinal est d'abord très faible et n'augmente que progressivement en allant vers le rectum. Cette faible septicité n'est-elle pas déjà prouvée par ce fait qu'une communication directe, artificiellement réalisée, entre le duodénum et la vésicule biliaire, n'a aucune tendance à infecter celle-ci puisque, au contraire, c'est en vue de la désinfecter qu'on l'établit dans la cholécystentérostomie. Elle l'est mieux encore par ceci, que plusieurs chirurgiens ont pu proposer et exécuter de parti pris une intervention qui, si le duodénum était très septique, serait bien hardie ; nous voulons parler de la duodénotomie avec cathétérisme ascendant du cholédoque, préconisée par M. Quénu comme le procédé de choix, pour trancher un diagnostic, hésitant sur la nature de l'obstacle, dans certains cas d'ictère chronique avec lithiase et induration de la tête pancréatique. Il semble

où fut pratiqué l'examen bactériologique, cet examen ne fut positif que 34 fois et 5 fois seulement décela la présence de microbes dans les canaux.

donc, a priori déjà, que peut-être l'ascension des microbes du duodénum dans le canal de Wirsung pourrait se faire sans infecter le pancréas. Or c'est bien ce qui a lieu en réalité. On le sait, en effet, et nous avons eu déjà l'occasion de le rappeler, quoique protégé à son embouchure aussi bien par le sphincter qui lui est commun avec le cholédoque que par la disposition même de la papille, si bien faite pour s'opposer à tout reflux, quoique protégé mieux encore par la chasse physiologique que réalise l'écoulement intermittent du suc pancréatique, le canal de Wirsung cependant, ainsi que l'ont montré MM. Gilbert et Lippmann, est normalement, comme d'ailleurs le cholédoque, habité dans les deux ou trois centimètres précédant son embouchure, par des microbes semblables à ceux du duodénum, aérobies et surtout anaérobies. Mais d'autre part, comme l'ont montré les physiologistes, non seulement le suc pancréatique est stérile, mais il possède encore des propriétés bactéricides extrêmement énergiques, beaucoup plus que celles de la bile. Par ces propriétés sans doute, ainsi que par l'action mécanique de balayage due à l'écoulement de la sécrétion, on peut s'expliquer que la présence de microbes dans le canal excréteur ne suffise pas à l'infecter et par là à provoquer des pancréatites. Et l'on peut même signaler ce fait curieux que, alors que ce sont les anaérobies qui prédominent dans cette flore wirsungienne normale, alors qu'on connaît d'autre part le rôle actif des anaérobies dans les processus gangréneux en général, cependant, ainsi que le signale M. Carnot, la pancréatite gangréneuse est, de toutes, la plus difficile à obtenir expérimentalement. Donc, cela est bien évident, la présence de microbes dans le canal excréteur du pancréas ne suffit pas à l'infecter.

Et l'on admet, en effet, qu'il faut en outre, pour cela, soit que la glande se trouve affaiblie dans sa résistance normale, soit que les microbes aient subi une exaltation de leur virulence habituelle. L'affaiblissement de la résistance normale de la glande, possible évidemment, reste cependant une conception assez vague. L'exaltation de virulence des hôtes ordinaires, ou de l'intestin ou du canal de Wirsung lui-même, est plus facile à comprendre. En ce qui concerne les microbes normaux du canal de Wirsung, elle serait susceptible de se produire sous l'influence de la rétention du suc pancréatique. C'est le mécanisme admis par Mayo Robson dans les pancréatites avec calcul du cholédoque, où ce calcul, obstruant par compression le canal de Wirsung, y détermine une stagnation, qui permettrait la pullulation des germes et augmenterait leur virulence. Mais, à ce rôle si important attribué à la stagnation, on peut opposer d'abord les résultats obtenus par divers expérimentateurs, qui, par la ligature du canal de Wirsung aseptiquement pratiquée, ont pu, dans certains cas, réaliser simplement l'atrophie pure de la glande. On peut opposer surtout ce fait que la stagnation par rétention semble ne pouvoir être mieux réalisée que dans la lithiase pancréatique et que cependant dans celle-ci la pancréatite n'est pas très fréquente. Quant aux microbes normaux de l'intestin, leur rôle serait bien plus considérable, puisque c'est en somme à eux, indirectement dans les cas d'obstruction du canal de Wirsung, ou encore si l'on admet l'infection venant du cholédoque, directement dans tous les autres cas, que seraient dues toutes les pancréatites biliaires, dans lesquelles la lithiase agirait en augmentant la septicité du contenu de l'intestin, — cela par la suppression de la bile dans le milieu duodénal. Mais cette suppression est rare, puisque la rétention elle-même est loin d'être la règle. Si bien qu'on ne voit pas bien, somme toute, par quel mécanisme la lithiase, dans la totalité des cas, augmenterait la septicité du contenu intestinal.

Cette plus grande septicité, d'ailleurs, semble bien ne pas avoir toute l'importance qu'on lui prête en ce qui concerne les pancréatites, puisque celles-ci, on le sait, ne sont pas influencées par le traitement médical, susceptible cependant de modifier si largement la nature de ce contenu intestinal. Et puis, si cette importance est réelle, pourquoi les pancréatites sont-elles si fréquentes dans la lithiase biliaire, où l'augmentation de septicité du contenu intestinal est douteuse et en tout cas minime, alors qu'on ne les observe point dans d'autres affections où elle est au contraire certaine et appréciable ? On peut citer, il est vrai, la fièvre typhoïde, le choléra, comme des infections intestinales s'accompagnant assez fréquemment de pancréatite ; mais là non plus l'origine intestinale de l'infection pancréatique n'est pas prouvée et cette infection peut s'expliquer aussi bien par le mécanisme lui-même que nous invoquons dans la lithiase, car on connaît la fréquence, sinon la constance, des altérations de la vésicule dans ces deux affections, et c'est un point sur lequel nous aurons l'occasion de revenir.

Il est d'ailleurs d'autres infections intestinales certaines, non douteuses, et qui retentissent à distance d'une façon si nette qu'elle est indiscutable. Or ces infections n'empruntent point pour se propager la voie canaliculaire, mais bien la voie sanguine. Et de là résulte d'ailleurs que lorsqu'elles se propagent à l'appareil hépatique, c'est le foie lui-même qu'elles touchent, et non les voies biliaires. C'est ainsi que l'appendicite provoque au loin les abcès du « foie appendiculaire », sans déterminer rien d'analogue au niveau du pancréas, parce que les microbes issus du foyer infecté suivent dans leur propagation la voie veineuse portale, qui appartient au foie et non au pancréas. C'est ainsi encore que la dysentérie, l'une des grandes causes des suppurations hépatiques, ne retentit si souvent sur le foie, et si rarement au contraire sur le pancréas, que parce que, eux aussi, ses agents se propagent au premier par la veine porte et non par les voies biliaires ; et en effet, s'ils empruntaient cette dernière voie, on s'expliquerait mal qu'ils n'envahissent point aussi les voies pancréatiques. Et, il en est de même enfin de ces autres hôtes intestinaux, les échinocoques, allant, eux aussi, infecter le foie, mais non le pancréas, parce qu'ils cheminent également par la veine porte et non par la voie des canaux excréteurs. .

C'est du reste un point bien acquis que la pathologie du foie relève pour une très grande part, sinon pour la plus grande, et notamment dans ses rapports avec le tube digestif, de cette condition si particulière, et qui lui est spéciale, du système porte. Or, le pancréas n'a pas, lui, de veine porte, le mettant en communication sanguine directe avec l'intestin ; et cette condition si importante suffit à elle seule à le placer au point de vue pathologique dans une situation bien différente de celle du foie, sans qu'il soit

justifié de vouloir quand même établir un parallèle entre
les deux organes, quelles que soient, d'ailleurs, les analo-
gies, de beaucoup moins importantes, que peut créer entre
eux l'abouchement commun de leur canal excréteur dans
un même segment du tube digestif. Et cela est bien prouvé
justement par le fait de ces affections, où des hôtes de
l'intestin envahissent le foie, mais non le pancréas, lequel
reste pour ainsi dire toujours indemne, parce qu'ils prennent dans cette propagation une voie qui n'appartient
qu'au premier, la voie veineuse porte. Or, s'il en est ainsi
dans ces cas, pourquoi en serait-il autrement dans les
infections intestinales proprement dites, où il s'agit simplement d'organismes plus petits ? Pourquoi si l'amibe
ou si le bacille de la dysenterie emprunte pour aller au foie
la voie veineuse et non la voie canaliculaire, pourquoi
d'autres microbes empruuteraient-ils, eux, cette voie canaliculaire ? Et s'ils ne l'empruntent pas pour aller au foie,
pourquoi l'emprunteraient-ils pour aller au pancréas (1) ?
Retenons en tout cas de ces exemples qu'une infection
de l'intestin, même bien caractérisée, peut n'avoir aucun
retentissement direct sur les canaux glandulaires s'ouvrant dans cet intestin ; et concluons-en, qu'alors même
qu'une exagération de virulence des microbes intestinaux
serait produite par un mécanisme quelconque, il ne s'en-
suivrait point pour cela forcément que ces microbes plus

(1) Dans une communication toute récente, MM. Salomon et Halbron
concluaient, de l'examen du pancréas chez 30 enfants du premier âge
ayant succombé à des gastro-entérites aiguës, que les lésions observées
ne permettaient point d'attribuer un rôle important à l'infection canaliculaire ascendante, et qu'il semblait plutôt que l'infection eût atteint le
pancréas par là voie sanguine.

virulents dussent envahir ces canaux. Et ainsi cette exaltation de virulence des microbes de l'intestin, invoquée comme capable de déterminer l'infection pancréatique, que ne suffisait point à produire la présence ordinaire de ces microbes à leur degré normal de virulence, cette exaltation de virulence nous apparaît à son tour comme incapable, elle aussi, de déterminer l'infection du pancréas. De sorte qu'enfin le point de départ intestinal de la pancréatite paraît, somme toute, bien peu probable.

Aussi d'autres auteurs ont-ils supposé que l'infection pourrait provenir, non de l'intestin, mais des voies biliaires, en rapport si étroit avec les voies pancréatiques dans leur partie terminale, et surtout au niveau de l'abouchement commun aux unes et aux autres : hypothèse qui a du moins l'avantage de mieux expliquer la relation si évidente existant entre la pancréatite et la lithiase biliaire. Et l'on a dit que les microbes de la bile pourraient passer directement, du cholédoque dans le canal de Wirsung, grâce à l'abouchement des deux canaux à côté l'un de l'autre, et parfois même l'un dans l'autre, au fond de l'ampoule de Vater ; leur ascension pouvant d'ailleurs être facilitée lorsque la cavité de l'ampoule se trouve dilatée par l'expulsion préalable d'un calcul. On a même invoqué, pour certains cas au moins, le reflux direct de la bile elle-même dans le canal de Wirsung, comme dans le cas observé par Opie et Halsted et si souvent cité depuis, où un calcul biliaire, assez petit pour ne pas occuper toute la cavité de l'ampoule, assez gros pour obturer son orifice duodénal, transformait, pour ainsi dire, les deux canaux en un canal continu, dans toute l'étendue duquel la bile se trouvait refoulée, ainsi

qu'en témoignait la coloration de la muqueuse wirsungienne et mieux encore le reflux directement provoqué à
volonté par les observateurs au moyen de la simple pression
sur la vésicule. Mais ce mécanisme, auquel on a souvent
attribué la production de la pancréatite hémorrhagique, —
car il y avait pancréatite hémorrhagique dans ce cas, comme
aussi dans les cas expérimentaux d'injection de bile dans
le canal de Wirsung, — ce mécanisme, évidemment, ne
peut être invoqué que d'une façon tout à fait exceptionnelle.
Fût-il même plus souvent réalisé, sa valeur pathogénique
d'ailleurs n'en serait pas augmentée, car Claude Bernard a
observé des cas de reflux spontané chez l'homme, attesté
par la coloration de la muqueuse, et ne s'accompagnant
d'aucune lésion pancréatique. Si bien que cette pénétration,
pourtant si brutale, du contenu des voies biliaires dans les
voies pancréatiques, qui déjà ne peut être qu'exceptionnelle,
serait encore insuffisante à provoquer l'infection du pancréas. Ne doit-il pas en être de même, *a fortiori*, de tout
envahissement moins brutal? Et d'ailleurs cet envahissement lui-même, en dehors de ces conditions si spéciales et
si rares, n'a-t-il pas bien peu de chances de se produire?
De sorte qu'en somme, aussi bien que la provenance intestinale, la provenance biliaire de l'infection pancréatique
paraît en réalité bien peu probable.

Et pourtant, reste toujours ce fait indéniable de la fréquence des pancréatites dans la lithiase biliaire, qui indique
bien un rapport étroit, certain, entre les deux affections, —
ce qui est d'ailleurs admis de tous les auteurs, Truhart seul
ne voyant là qu'une simple coïncidence. C'est du besoin
de mieux expliquer cette relation évidente entre la pancréa-

tite et la lithiase, qu'est née la théorie mixte de Desjardins, dans laquelle, rappelons-le, l'infection pancréatique, ayant toujours son point de départ principal et surtout originel dans l'intestin, se ferait surtout par le canal de Santorini, à circulation centripète, à calibre croissant de l'intestin vers le canal de Wirsung, et conduisant les germes jusqu'à celui-ci, d'où la chasse physiologique les emporte vers le duodénum, l'infection se localisant ainsi dans le triangle compris entre les deux canaux et l'intestin. L'influence de la lithiase est expliquée par l'hypothèse que l'infection pancréatique et l'infection biliaire lithogène seraient toutes deux nées en même temps d'un même envahissement des deux systèmes excréteurs par les mêmes germes, les deux affections ainsi créées, pancréatite et lithiase, restant d'ailleurs reliées entre elles par une influence réciproque, l'infection biliaire notamment pouvant entretenir et augmenter l'infection pancréatique ; de sorte que la pancréatite serait en réalité, non pas dépendante de la lithiase, mais simplement contemporaine et parallèle, et se serait seulement manifestée plus tard et moins bruyamment. Il semble qu'on ne puisse sans conteste admettre cette interprétation. Tout, en effet, l'indique clairement, tout le proclame, il y a entre les deux affections autre chose qu'une pure simultanéité, autre chose qu'une simple origine commune, autre chose même qu'une vague action d'entretien de l'une par l'autre. Il y a plus que tout cela, il y a une dépendance très nette de l'une vis-à-vis de l'autre ; et, comme la clinique le montre clairement, comme la thérapeutique le confirme encore, la pancréatite n'est en réalité qu'une complication de la cholélithiase. Les théories pathogéniques ne sauraient détruire l'évidence de ce fait ; loin de le contester, c'est à elles de le démontrer.

Il est un fait, tout d'abord, qui est en contradiction absolue avec l'hypothèse de la double infection simultanée telle que nous venons de la rappeler.. Ce fait, que toutes les expériences ont mis en évidence de façon éclatante, que tous les observateurs ont constaté et signalé, c'est celui de la rapidité et de l'intensité avec lesquelles le pancréas réagit à l'infection et aux intoxications, à toute cause d'irritation en général, bien loin donc de n'y répondre que tardivement et faiblement ; cette rapidité et cette intensité étant d'ailleurs bien expliquées par la richesse vasculaire de l'organe et l'activité de son fonctionnement. Tandis que, d'autre part, l'infection biliaire lithogène, au contraire, est, comme on sait, remarquable par ses allures essentiellement chroniques.

D'ailleurs, — en dehors de cette influence vague et mal définie de l'infection biliaire, entretenant l'infection pancréatique par un mécanisme, qui n'est pas plus facile à comprendre que ne le serait celui d'une infection primitivement ou exclusivement biliaire, — en dehors de cette influence, la théorie de l'infection double se ramène toujours, en fin de compte, à l'infection d'origine intestinale, se faisant par la voie canaliculaire. Elle est donc en fait passible de toutes les objections que l'on peut faire à celle-ci. Mais il y a plus encore. Elle s'appuie même plus particulièrement, à son point de départ, sur un fait, qui est depuis longtemps admis, mais sans jamais avoir été prouvé, et qui semble aujourd'hui bien près d'être démontré inexact, nous voulons parler de l'infection ascendante des voies biliaires. Or, si cette infection ascendante des voies biliaires n'existe pas, et son existence devient aujourd'hui bien douteuse, que devient alors l'hypothèse de la double infection simultanée hépato-pancréatique ? Sans parler même de cette double infection simultanée, quel appui, tiré simplement de l'analogie et du parallélisme supposé des deux systèmes excréteurs, se trouve ainsi soustrait à la théorie de l'infection canaliculaire dans les pancréatites, même dans les pancréatites non biliaires, puisque, dans toutes en général, on invoquait toujours et surtout cette analogie entre voies biliaires et voies pancréatiques ! Or, il est certain, s'il faut en croire des recherches récentes, que de nombreux faits plaideraient contre l'origine intestinale des infections biliaires en général et de l'infection lithogène en particulier.

En effet, la théorie de l'infection canaliculaire d'origine intestinale, dans les affections des voies biliaires en général, compte certainement comme l'un de ses principaux appuis, sinon comme le principal, le fait classique de l'infection constante des voies biliaires au cours d'une maladie où l'infection intestinale est constante elle-même, au cours de la fièvre typhoïde. Celle-ci, on le sait, était classiquement, jusqu'à ces derniers temps, regardée comme une infection primitivement intestinale, ne devenant que secondairement générale, et dans laquelle l'agent spécifique, pullulant surtout dans l'intestin, contaminait les voies biliaires par ascension dans le cholédoque ; et, en fait, MM. Charrin et Carnot avaient expérimentalement réalisé l'infection de ces voies par injection de bacille d'Éberth dans le cholédoque. Or, voici que d'une part l'expérimentation, d'autre part la clinique pourvue de moyens d'investigation plus parfaits, sont sur le point de modifier totalement nos conceptions à cet égard. C'est d'abord, en clinique, la bactériologie dont la technique plus perfectionnée nous a montré la présence du bacille d'Éberth dans le sang dès les premiers jours de la maladie, alors que sa présence dans les fèces n'est que plus tardive, alors aussi que sa présence dans la bile est constante dans toute la durée de la maladie. C'est l'expérimentation qui, dans les mains de MM. Lemierre et Abrami, a réalisé, par injection de bacille d'Éberth dans la veine marginale de l'oreille du lapin, d'abord une septicémie éberthienne, puis une infection des voies biliaires avec cholécystite, enfin une infection intestinale, alors que les mêmes expérimentateurs, par ingestion massive du bacille, n'ont pu parvenir à infecter ces mêmes voies. Si bien que la fièvre typhoïde apparaît aujourd'hui, comme une septicémie primitive, dans laquelle le bacille est éliminé par le foie, d'où la bile par les voies biliaires l'emporte jusqu'à l'intestin, qu'il ne fait que traverser ; — de même qu'il est éliminé par le rein, dont l'urine infectée ne détermine, elle, si rarement, de cystites que grâce à la rareté de sa stagnation dans la vessie, à l'inverse de ce qui a lieu pour la bile dans la vésicule. Et c'est ainsi qu'à la notion longtemps classique de l'infection ascendante des voies biliaires dans la fièvre typhoïde, se substitue la notion inverse de leur infection descendante. Et voilà donc supprimé de ce fait le principal appui de la théorie canaliculaire dans les infections des voies biliaires.

Mais cette notion nouvelle de l'infection descendante des voies biliaires, établie, semble-t-il, dans l'affection

éberthienne, ne fait pas qu'enlever ainsi son appui le plus
solide à la théoric de la propagation ascendante dans les
infections biliaires en général, dans la lithiase par conséquent comme dans les autres. Elle fait plus encore. Elle
semble devoir même se substituer à elle, dans la plupart des
cas peut-être, tout au moins dans la lithiase biliaire en particulier. On connaît, en effet, l'influence étiologique considérable de la fièvre typhoïde sur la lithiase biliaire,
influence bien établie par l'observation clinique et par la
présence plusieurs fois constatée de bacille d'Éberth dans
les calculs ; si bien, on peut le dire, que la très grande
majorité des lithiases sont rattachables à une infection
éberthienne, connue ou méconnue. L'infection lithogène
n'étant ainsi, dans la grande majorité des cas, qu'une
séquelle de l'infection éberthienne, si celle-ci est d'origine
descendante, l'infection lithogène elle-même l'est par suite
aussi, le plus souvent. Et il n'y a plus alors d'infection
ascendante dans la lithiase. Il n'y a plus alors non plus de
double infection ascendante simultanée, biliaire lithogène
d'une part, pancréatique de l'autre. Et en tout cas, si
l'infection ascendante ne se produit pas dans les voies
biliaires, où elle paraissait si évidente et où elle semblait
rencontrer tant de conditions favorables, il devient par là
bien peu probable qu'elle se produise davantage dans les
voies pancréatiques, où on l'admettait surtout par analogie,
et où elle ne devait rencontrer d'ailleurs que des conditions
beaucoup moins favorables ; de sorte que, aussi bien que
l'infection double hépato-pancréatique, l'infection pancréatique simple devient elle-même très peu vraisemblable.

Remarquons d'ailleurs quel appui ces notions nouvelles

sur la fièvre typhoïde apportent encore d'une autre manière et peut-être même plus directement, à la théorie que
nous défendons, tout en resserrant encore les liens déjà si
étroits qui rattachent cette affection à la lithiase biliaire.,
Non seulement dans la fièvre typhoïde, il y aurait toujours
élimination du bacille d'Éberth par la bile, non seulement,
comme cela est classique, il y a cholécystite fréquente, mais
même, s'il faut en croire Forster, Fornet et une série
d'autres observateurs qui ont systématiquement examiné
les voies biliaires dans toutes les autopsies de typhiques,
il y aurait toujours et constamment cholécystite. Or, cette
cholécystite, qui est provoquée par la présence, dans le
réservoir vésiculaire où elle est plus ou moins stagnante,
d'une bile infectée par le bacille qu'élimine le foie, cette
cholécystite, qui peut, comme on sait, se manifester parfois à l'état aigu, présente surtout une grande tendance à
la chronicité; et cela non seulement du fait que le bacille
d'Éberth, comme le Bacterium coli, pullule dans la bile qui
lui est un milieu particulièrement favorable, mais aussi,
mais surtout, du fait même de l'élimination de ce bacille par
le foie, car cette élimination, qui peut ne durer que quelques semaines dans les cas les plus ordinaires, peut au
contraire dans des cas très fréquents, ainsi que l'a montré
la notion nouvelle des porteurs de bacilles, se prolonger
pendant des mois et même parfois des années. Mais cette
cholécystite essentiellement chronique, atténuée, n'est-ce pas
par excellence une cholécystite lithogène ? N'est-ce pas la
cholécystite lithiasique elle-même ? Quelle est la limite
entre les deux ? Où commence l'une, où finit l'autre ? La
majorité des porteurs de bacilles sont des femmes, comme

sont des femmes aussi la majorité des lithiasiques. Et de même qu'on se débarrasse couramment de l'infection biliaire en supprimant la cholécystite lithiasique, c'est-à-dire en enlevant la vésicule puis drainant les voies biliaires, de même on a pu dans certains cas (Dehler) se débarrasser de l'élimination chronique des bacilles en supprimant aussi la cholécystite typhique, c'est-à-dire en enlevant encore la vésicule, puis drainant aussi les voies biliaires ; la vésicule, dans un cas comme dans l'autre, étant le foyer permanent, qui entretient l'infection, à la fois dans l'arbre biliaire et dans l'intestin. Mais, alors même que l'on ne voudrait pas pousser jusqu'au bout la conclusion et considérer la cholécystite typhoïdique simplement comme la première phase de la cholécystite lithiasique, il n'en reste pas moins que voici une affection, la fièvre typhoïde qui, comme la lithiase biliaire, est une des causes étiologiques des pancréatites et qui, comme elle, s'accompagne constamment de cholécystite. Peut-on n'y voir qu'une coïncidence ? Évidemment non. Même s'il n'y avait point entre les deux affections ces relations étroites, plus manifestes aujourd'hui que jamais, un tel fait ne pourrait être négligé. Il a pour nous une très grande importance. Et, dans notre conception, c'est la cholécystite typhique qui donne naissance à la pancréatite typhique, comme la cholécystite lithiasique à la pancréatite biliaire.

Signalons d'ailleurs en passant combien cette origine vésiculaire de la pancréatite typhique rend compte facilement d'un fait qui, dans la théorie classique, se comprenait fort mal, à savoir la rareté des lésions du pancréas relativement à celles du foie dans la fièvre typhoïde. Cette

rareté relative, signalée par MM. Chauffard et Ravaut, mal
éclairée dans la théorie canaliculaire, ainsi qu'ils le cons-
tatent, par les conditions d'infection à peine différentes dans
les deux systèmes excréteurs, mieux expliquée selon eux par
l'absence de veine porte, qui les faisait se rallier pour le
pancréas typhique à la voie sanguine artérielle, — cette
rareté relative devient, au contraire, avec la notion de l'origine vésiculaire, toute naturelle et pour ainsi dire forcée,
puisque la lésion pancréatique, dans cette conception,
n'est qu'une complication à distance d'une lésion, siégeant
dans l'appareil biliaire et dont le point de départ au moins
fonctionnel est dans le foie. — Ce sera sans doute aussi cette
cholécystite éberthienne constante qui, l'attention étant
appelée sur ce point, permettra d'interpréter ces pancréatites d'étiologie mal définie, rattachées faute de mieux à
des troubles digestifs vagues, à des attaques de gastro-
duodénite ; car ces troubles digestifs ont pu peut-être n'être
qu'une infection éberthienne méconnue, comme en a tant
fait reconnaître la recherche systématique du bacille
d'Éberth dans les selles des individus soumis à une con-
tagion typhoïdique possible, et analogue à celles qui déterminent ces cholécystites éberthiennes en apparence primitive, signalées par MM. Bezançon et Philbert.

Il n'est pas interdit même de supposer que ce soit peut-
être par un mécanisme semblable que doivent s'expliquer
les pancréatites, observées parfois dans diverses maladies
infectieuses; car, d'une part, la sécrétion biliaire est un
mode fréquent d'élimination des microbes ou des toxines et
la vésicule, souvent altérée dans les infections, présente
des conditions particulièrement propices à la stagnation, et

d'autre part ces pancréatites infectieuses ne réalisent que bien rarement dans leurs lésions le type anatomique considéré comme caractéristique des infections d'origine sanguine. Et nous ne saurions nous empêcher de signaler à ce propos un fait remarquable. C'est celui-ci : que dans le seul cas que l'on connaisse de pancréatite ourlienne vérifiée à l'autopsie, ce que les observateurs, MM. Lemoine et Lapasset, indiquent tout d'abord comme particulièrement frappant, ce sont des altérations extrêmement intenses de la vésicule, ainsi que la présence d'une quantité anormale de ganglions tuméfiés dans toute la région entourant le hile du foie, le pancréas et l'anse duodénale. Bien qu'un seul fait ne puisse évidemment avoir qu'une valeur limitée, n'est-il pas vraiment remarquable que, lors même qu'il s'agit de cette pancréatite ourlienne, (pour la pathogénie de laquelle on aurait été si naturellement tenté d'invoquer une élimination élective du virus, se faisant par l'épithélium du pancréas comme par celui des glandes salivaires, avec lesquelles le pancréas a tant d'analogie,) n'est-il pas remarquable que même pour la pancréatite ourlienne on soit ainsi amené à suspecter au moins la possibilité d'un point de départ vésiculaire ?

Mais laissons ces hypothèses. Et disons simplement, pour nous résumer que : — tandis que l'examen attentif des conditions physiologiques et pathologiques montre la difficulté de comprendre l'infection canaliculaire ascendante d'origine intestinale, soit des voies pancréatiques, soit des voies biliaires elles-mêmes, au contraire ce même examen donne des témoignages, non seulement de la possibilité, mais de la probabilité même d'un processus entiè-

rement différent pour expliquer la pathogénie des pancréatites biliaires ; — et que, d'ailleurs, des notions récentes,
en montrant d'une part l'existence de l'infection descendante
des voies biliaires, en apportant d'autre part des données
nouvelles, anatomo-pathologiques et cliniques, sont encore
venues plaider en faveur de ce processus pathogénique
différent, à savoir l'origine vésiculaire, pour l'infection
pancréatique dans les infections des voies biliaires.

VII

Ces données anatomo-pathologiques nouvelles que nous ont apportées les recherches récentes, c'est la constance des lésions de la vésicule dans la fièvre typhoïde, dans cette affection qui peut se compliquer elle-même de pancréatite et qui, en tout cas, prédispose tant à la lithiase, la grande cause, elle, des pancréatites. Nous avons dit quelle importance ce fait avait pour nous, rapproché surtout de la constance de ces mêmes lésions dans la lithiase elle-même. Cette constance des lésions vésiculaires dans la lithiase, — lésions parfois réduites à une très minime rétraction scléreuse des parois, mais toujours présentes — cette constance est un fait bien établi. Nous nous bornons à le rappeler.

Or, les lésions vésiculaires sont non moins constantes dans les pancréatites chroniques. Le fait en lui-même n'a rien que de naturel, puisque les pancréatites sont liées, pour l'immense majorité, à la lithiase ; et peut-être, en effet, pourrions-nous nous contenter de le signaler, s'il ne s'agissait dans les pancréatites que de ces lésions souvent si minimes de la cholécystite lithiasique. Mais il n'en est pas ainsi, et ce sont dans presque tous les cas des lésions très marquées que l'on rencontre. Or ceci, mal expliqué dans la théorie classique, s'explique très bien au contraire dans celle que nous défendons, car, à priori déjà, il doit s'agir évidemment de lithiases s'accompagnant d'infections vésiculaires intenses, puisque celles-ci ont été capables de déterminer à distance l'infection du pancréas.

Que sont donc ces lésions vésiculaires des pancréatites chroniques ? Tous les auteurs ont signalé comme à peu près constante la dilatation de la vésicule dans les pancréatites biliaires, y voyant d'ailleurs un simple effet mécanique de la compression par la tuméfaction pancréatique et faisant rentrer le fait dans la loi de Courvoisier-Terrier. Desjardins, le premier, rappelant à son tour ces constatations, et signalant d'autre part que, par contre, la vésicule peut être parfois aussi rétractée, Desjardins le premier insiste, et insiste surtout, sur ceci que, dans un cas comme dans l'autre, dilatée ou rétractée, toujours la vésicule est en même temps altérée. Ces altérations, d'ordre inflammatoire, portent à la fois sur la tunique péritonéale, d'ordinaire soudée au péritoine hépatique ou duodénal par ces adhérences que nous avons déjà signalées ; sur la tunique musculeuse parfois, qui peut être hypertrophiée ; mais surtout sur la muqueuse, qui est épaissie, très vascularisée, d'un rouge foncé, d'aspect irrégulier, dépolie, rugueuse au toucher, et surtout extrêmement friable. Cette altération est même selon lui si nette et constante, qu'elle permettrait dans les cas douteux de trancher un diagnostic, hésitant même après laparotomie, entre une pancréatite chronique et un cancer, la vésicule dans ce dernier cas n'ayant jamais subi qu'une simple dilatation mécanique, sans altération inflammatoire de ses parois. Il n'explique point, d'ailleurs, cette altération inflammatoire de la vésicule.

Quant à la dilatation, il la rapporte, comme tous les auteurs.
à l'obstacle mécanique créé par la tuméfaction pancréatique.
Et en ce qui concerne les cas plus rares où au contraire la
vésicule est rétractée, il les interprète en disant que c'est
parce que, dans ces cas, il y a, outre de la pancréatite, de
la lithiase, et qu'alors le processus de rétraction, dû à la
présence de calculs dans la vésicule, l'a emporté sur le
processus de distension, dû à la lésion pancréatique. Cette
explication nous semble, avouons-le, peu satisfaisante,
puisque c'est justement pour les cas les plus rares qu'elle
invoque la coexistence de la lithiase, alors qu'au contraire
c'est l'immense majorité des pancréatites chroniques, qui,
on le sait, reconnaît pour cause cette lithiase elle-même.

Avec la notion du point de départ vésiculaire, au contraire,
tout devient clair dans cette question : et la présence de
lésions inflammatoires aussi marquées, et la possibilité de
rétraction dans certains cas, et la plus grande fréquence
même de la dilatation quoiqu'il s'agisse de lithiase, qui
pourtant s'accompagne d'ordinaire de rétraction. Tout
d'abord l'existence même de lésions vésiculaires intenses
s'explique bien, redisons-le, par cette simple considération
qu'il doit s'agir évidemment d'infections vésiculaires intenses elles-mêmes, puisqu'elles ont été capables de provoquer à distance des déterminations pancréatiques. De
plus, ces infections vésiculaires intenses qui sont évidemment de ce fait celles qui ont le plus de chances de n'être
point arrêtées par les barrières ganglionnaires et de pouvoir ainsi aller léser le pancréas, ces infections vésiculaires
intenses, d'une part, se traduisent, tout naturellement, par
des cholécystites aiguës, lesquelles, comme on sait, ont une

tendance à la dilatation ; d'autre part, et toujours du fait de
leur intensité, c'est de façon précoce qu'elles déterminent
la lésion pancréatique, si bien que lorsque la compression
due à celle-ci, en apportant un obstacle à l'écoulement
biliaire, tend à exercer sur la vésicule son action mécanique de dilatation, c'est en pleine période aiguë qu'elle
surprend cette vésicule, déjà peut-être dilatée par la cholécystite ; c'est, tout au moins, avant que les produits inflammatoires infiltrant ses parois aient eu encore le temps de
subir cette transformation fibreuse, qu'aurait permise à la
longue la régression de l'infection et qui aurait plus tard
même, par rétraction du tissu fibreux, amené la rétraction de
la vésicule elle-même ; de sorte que, grâce à l'intensité de
l'infection, grâce à la précocité, résultant de cette intensité
même, de la lésion pancréatique, — bien qu'il s'agisse d'une
vésicule lithiasique, il peut cependant y avoir dilatation
au lieu de rétraction. Et ainsi peut s'expliquer que la vésicule soit dilatée, et le soit le plus souvent, dans la pancréatite biliaire. Au contraire, les infections vésiculaires peu
intenses, ayant déjà de ce fait moins de chances de franchir les barrières ganglionnaires et d'aller ainsi infecter le
pancréas, si elles le font ne le font en tout cas qu'à la
longue, si bien que, lorsque la tuméfaction pancréatique
vient exercer sur la vésicule son action mécanique de dilatation, cette vésicule, où l'infection, légère dès le début, a pu
déjà régresser, où en tout cas les produits inflammatoires
des parois ont eu tout le temps de subir l'organisation fibreuse, où même a pu déjà se produire la rétraction de ces
tissus fibreux, cette vésicule, maintenant fibreuse et rétractée, est devenue ainsi tout à fait incapable de se dilater

désormais, quel que soit d'ailleurs l'obstacle mécanique apporté à l'écoulement biliaire (et cela en effet a été démontré expérimentalement par Mignot, constatant que la ligature du cholédoque chez un animal porteur d'une cholécystite ancienne, ne produit pas d'augmentation de volume appréciable de la vésicule, contrairement à ce qui a lieu chez un animal sain). Et ainsi s'explique que la vésicule puisse être rétractée, et le soit quelquefois, dans la pancréatite biliaire. L'état de la vésicule s'explique donc, en somme, non pas tant par l'action mécanique de la lésion pancréatique, action purement secondaire, que par l'inflammation primitive de la vésicule même, et le degré de cette inflammation ; celle-ci, ayant d'abord causé la pancréatite, puis, dans certains cas, les plus fréquents, lui ayant permis d'exercer à son tour sur la vésicule son action mécanique, dans certains autres cas, au contraire, ne le lui ayant pas permis. Et ainsi, non seulement ces lésions inflammatoires si nettes, et si différentes des lésions minimes de la lithiase pure, s'expliquent au mieux avec la notion de l'origine vésiculaire des pancréatites, mais elles apportent encore, par leur présence même, un nouveau témoignage en faveur de cette notion. Tandis qu'au contraire, signalons-le en passant, la plus grande fréquence de la dilatation vésiculaire, si clairement due à ce que l'obstacle mécanique a pu saisir le plus souvent la vésicule avant la rétraction de ses parois, en nous montrant ainsi la rapidité de réaction du pancréas à l'infection, constitue ainsi indirectement une nouvelle donnée, en opposition avec l'hypothèse de l'infection double simultanée, ne se manifestant sur le pancréas que d'une façon tardive.

Rappelons, enfin, que non seulement il y a cholécystite dans les pancréatites biliaires, mais qu'il y a toujours, ou presque toujours aussi péri-cholécystite. Nous avons signalé déjà, en effet, ces adhérences péritonéales, soudant la vésicule au foie, au pylore, au duodénum, parfois au côlon, à tous les organes voisins en un mot, et arrivant souvent à la dissimuler entièrement au milieu de leur masse. Nous ne reviendrons pas sur elles; non plus que sur les adénopathies régionales. Les unes comme les autres montrent bien quel est le siège du foyer infectant; et comment il rayonne tout autour de lui, créant les péritonites partielles, les hépatites localisées, les adénopathies hilaires et péri-pancréatiques, la cholecysto-pancréatite elle-même.

Et rappelons enfin, quoique ne rentrant pas, à vrai dire, dans le cadre que nous nous sommes tracé, que c'est encore, croyons-nous, cette même infection qui, de même que dans une première étape lymphatique elle a provoqué la cholécysto-pancréatite, dans une seconde va provoquer la cholécysto-appendicite. Pour celle-ci, en effet, d'une part la propagation par la péritonite sous-hépatique n'est pas démontrée, — aussi bien parce que cette péritonite peut manquer et les deux foyers n'être reliés entre eux par aucune adhérence, que parce que, lors même qu'elle existe, elle semble n'avoir fait que lécher les parois de l'appendice sans avoir déterminé d'appendicite vraie (Dieulafoy), — et d'autre part dans toutes les observations qu'il nous a été donné de lire, nous avons été frappée de voir noter toujours la dilatation de la vésicule. Or, cette dilatation ne peut être mise sur le compte d'une cholécystite aiguë, puisque dans la cholécysto-appendicite les lésions de la cholécystite et de la péri-cholécystite sont des lésions déjà anciennes, à l'inverse de celles de l'appendice, qui sont récentes (Dieulafoy). Elle semble donc devoir être le fait d'un obstacle mécanique, d'une compression extrinsèque sans doute. Et cette compression paraît très vraisemblablement avoir pu être exercée par une pancréatite chronique, laquelle serait passée inaperçue comme elle le fait si souvent.

VIII

Il est enfin un dernier ordre de considérations, et non les
moindres, prouvant aussi et de façon plus nette encore
peut-être que toutes les autres, la réalité de ce foyer vésiculaire infectant, créant au loin la pancréatite ; c'est, ainsi
que nous avons eu déjà l'occasion de le mentionner, la thérapeutique même des pancréatites biliaires. Cette thérapeutique est, on le sait, purement chirurgicale. Le traitement
médical, en effet, qui n'est d'ailleurs applicable qu'aux pancréatites chroniques seules, est purement palliatif, s'effor-
çant simplement de suppléer à l'insuffisance glandulaire,
soit digestive, soit interne. Nous ne sachions pas que l'on
ait cherché à le rendre curatif en combattant l'infection
pancréatique même, cela par exemple, comme sembleraient
devoir y pousser les théories pathogéniques en vigueur,
en essayant de réaliser la désinfection soit biliaire, soit intestinale ; les tentatives dans cette voie, si elles ont été faites,
n'auront donné sans doute que des résultats négatifs. Seul
donc, le traitement chirurgical est curatif. Or, chose bien
remarquable, ce traitement ne s'adresse pas à la pancréatite elle-même, il ne s'en inquiète pas, il la néglige entièrement. C'est à l'infection des voies biliaires qu'il s'attaque.
Et il consiste essentiellement en leur désinfection. La dé-

sinfection des voies biliaires, tel est le traitement des pancréatites chroniques, traitement dont l'expérience a démontré la merveilleuse efficacité. L'application au début en fut toute empirique, car ce fut le hasard seul qui le fit connaître. On le sait, en effet, ce fut au cours d'interventions sur les voies biliaires que furent découvertes les premières pancréatites chroniques, que furent pour la première fois signalées ces indurations et ces tuméfactions de la tête pancréatique, que les chirurgiens à cette époque considérèrent d'abord comme de nature maligne. Or, la désinfection des voies biliaires ayant été pratiquée lors de ces interventions, et l'observation suivie des malades ayant permis de constater et la guérison de l'infection biliaire et la disparition de ces tuméfactions, dont la nature inflammatoire se manifestait ainsi, on en conclut légitimement que le traitement de ces tuméfactions, de ces pancréatites chroniques, n'était autre que le traitement même de l'affection dans laquelle on les avait constatées, que ce traitement était la désinfection des voies biliaires. Ce traitement devint aussitôt classique, et le resta depuis, appliqué, il est vrai, selon des modes opératoires différents, mais toujours le même en réalité, et d'ailleurs se montrant toujours efficace. Et quels que soient les progrès accomplis dans ces dernières années aussi bien dans l'étude des pancréatites que dans la technique opératoire, toujours il est resté le même, dans son essence sinon dans sa modalité, et c'est toujours la désinfection des voies biliaires qui est le traitement, et le traitement toujours efficace, des pancréatites chroniques.

Au contraire, toute autre intervention ne guérit pas ces pancréatites, quelle que soit sa nature ; toute opération sur

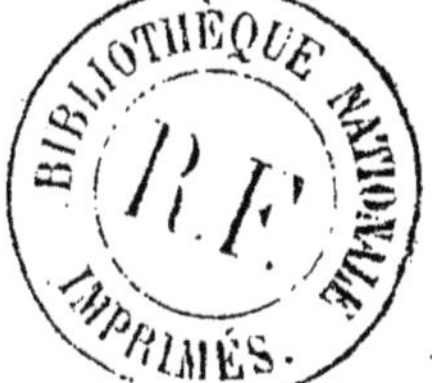

les voies biliaires autre que leur désinfection, — et l'on en a pratiqué de nombreuses, guidé par des considérations théoriques, — toute autre opération que leur désinfection s'est montrée incapable de guérir la pancréatite. Que l'on ait cherché, par exemple, à rétablir leur perméabilité en enlevant un obstacle, ou à annuler les effets de leur imperméabilité en établissant des communications anormales susceptibles de tourner cet obstacle, on a, dans ces divers cas, pu guérir l'affection biliaire, ou du moins en supprimer les effets, on a pu rétablir le cours interrompu de la bile, mais on n'a pas guéri la pancréatite. Comme exemple du second mode d'intervention, on peut citer l'observation rapportée à la Société de chirurgie en 1907, par M. Souligoux, et dans laquelle, pour une occlusion du cholédoque sans calcul mais avec induration de la tête pancréatique, l'implantation dans le duodénum du cholédoque avant sa traversée glandulaire put guérir la rétention biliaire, mais laissa persister la pancréatite, ainsi qu'en témoigna plus tard l'examen des fèces, pratiqué suivant la méthode de Gaultier. Il en est de même avec le premier mode d'intervention quand, au lieu de parer à l'imperméabilité des voies biliaires, on la supprime, quand on rétablit la perméabilité en enlevant un obstacle, c'est-à-dire, en pratique, un calcul, situé dans le cholédoque le plus souvent; pas plus que dans le cas précédent, on n'obtient ainsi la guérison de la pancréatite. Si parfois une telle intervention semble avoir ce résultat, c'est parce qu'on lui adjoint la désinfection des voies biliaires, c'est parce qu'on fait en même temps le drainage de ces voies, tant celui-ci est devenu aujourd'hui classique dans toute intervention sur les voies biliaires. Et ce qui prouve bien que dans ces cas, c'est bien au drainage, non à l'ablation de l'obstacle, qu'est due la guérison, c'est que, lorsqu'on fait dans d'autres cas cette ablation seule, le résultat est tout autre et que, comme dans le cas précédent, la rétention biliaire est alors parfois supprimée, mais la pancréatite n'est pas guérie. C'est ce qui se produisit dans le cas rapporté par M. Chauffard, et dont nous avons eu déjà l'occasion de parler plusieurs fois, cas dans lequel l'ablation d'un calcul cholédocien put guérir l'ictère, mais ne guérit point la pancréatite, laquelle continua de se manifester, et par la douleur au lieu d'élection et, comme dans l'observation de M. Souligoux, par l'abaissement du coefficient d'utilisation des graisses, ce signe si précieux d'insuffisance pancréatique. Et rappelons aussi que le résultat est d'ailleurs le même, tout naturellement, si l'obstacle, au lieu d'être supprimé chirurgicalement, disparaît de lui-même, si le calcul, en pratique, au lieu d'être enlevé par un acte opératoire, est expulsé par les voies naturelles. C'est ce qui eut lieu dans l'observation rapportée par M. Dieulafoy, et que nous avons également déjà citée, dans laquelle l'ictère persista, malgré l'évacuation spontanée du calcul, parce que la pancréatite (à laquelle, et non au calcul, il se montrait ainsi dû), parce que la pancréatite continua d'exister. Ce dernier cas est d'ailleurs des plus instructifs, non seulement parce que, comme le précédent, il démontre que la seule disparition de l'obstacle ne suffit pas à guérir la pancréatite, mais parce qu'il fait plus encore. Il démontre directement l'exactitude de ce que nous avancions, à savoir que dans toute intervention sur les voies biliaires que l'on fait accompagner de leur désinfection, c'est à ce second acte opératoire, non au premier, que revient le mérite de la guérison; car ici l'évolution, clinique puis thérapeutique, s'étant faite en deux temps, puisque l'ictère ne disparut qu'après la désinfection des voies biliaires, obtenue par la cholécystectomie et le drainage, la dissociation de ces deux temps, de ces deux actes, l'un spontané, l'autre opératoire, put ainsi manifester de façon éclatante que l'un d'eux, le premier, avait été insuffisant, que le second seul avait été efficace. Alors qu'au contraire si l'on fût intervenu avant l'évacuation spontanée du calcul, comme, étant donnée la technique aujourd'hui classique, on eût à la fois fait l'ablation du calcul et la désinfection des voies biliaires (obtenue par l'un quelconque des procédés qui permettent de la réaliser,) le malade eût guéri d'emblée et l'on eût pu attribuer cette guérison tout aussi bien à l'un qu'à l'autre de ces deux facteurs, dont un seul cependant aurait été actif en réalité.

C'est donc bien la désinfection des voies biliaires qui guérit la pancréatite, et qui seule peut la guérir. Mais comment agit cette désinfection pour arriver à un tel résultat? Dans la théorie classique, où l'infection pancréatique, propagée par la voie canaliculaire, provient en somme toujours de l'intestin, il n'est pas du tout facile de le comprendre, et le mode d'action de l'intervention opératoire reste, quoi qu'on fasse, des plus obscurs. Aussi chacun l'explique-t-il à sa manière, selon surtout l'importance plus spéciale qu'il accorde à telle ou telle condition pathogénique, dans son interprétation des rapports de la pancréatite et de la lithiase, les uns attachant plus d'importance à l'influence de la rétention, les autres admettant plus volontiers la propagation par contiguïté, etc. C'est ainsi que Mayo Robson, qui conseille d'enlever d'abord l'obstacle s'il y en a un, puis de drainer les conduits biliaires, ou de faire simplement ce seul drainage s'il n'y a pas d'obstacle à enlever, — rappelant lui-même qu'on a remarqué la difficulté de comprendre comment agit le drainage, — déclare qu'il agit, selon lui, non seulement en enlevant une source d'irritation sous la forme de bile infectée, mais en même temps en drainant par là indirectement, à travers les voies biliaires, le canal pancréatique ; car le drainage des conduits biliaires abaisse la tension, ce qui, permettant à la sécrétion pancréatique infectée de s'échapper, vide ainsi indirectement le canal de Wirsung des produits infectieux qu'il contient, d'où la disparition de la pancréatite. C'est ainsi que Körte, recommandant d'abord l'enlèvement des calculs, puis celui des produits inflammatoires par le drainage des voies biliaires, pense que l'intervention agit en supprimant la stase biliaire qui résultait des calculs ou du processus inflammatoire ; la suppression de cette stase, qui agissait par irritation sur les tissus de la tête pancréatique, en enlevant cette irritation permanente, favorise la résorption de la pancréatite. C'est ainsi encore que Desjardins, pour qui le traitement consiste avant tout dans le drainage des voies biliaires principales, explique l'efficacité de ce traitement par la simple dérivation de la bile infectée, ne venant plus continuellement ré-inoculer le pancréas ; « car ce sont les voies biliaires qui presque toujours ont été la cause de l'infection pancréatique, ce sont elles qui l'entretiennent. » Et

M. Villar déclare de même que « la ré-inoculation des deux organes explique l'utilité du drainage des voies biliaires ». Toujours d'ailleurs, est attribuée à la suppression de l'obstacle, quand il en existe un, une importance capitale qu'elle n'a pas, ainsi que le montrent les cas analogues à ceux rapportés plus haut. Mais toujours, quelles que soient ces explications plus spéciales, plus particulièrement adaptées à telle ou telle interprétation pathogénique, toujours, avec la théorie classique, le traitement chirurgical tel qu'il est couramment pratiqué, en dépit de son indéniable et constante efficacité, reste, dans son efficacité même, d'une explication difficile, et son mode d'action est malgré tout toujours des plus obscurs. Et, en effet, si l'infection provient en somme de l'intestin, on ne comprend pas bien pourquoi c'est en s'attaquant aux voies biliaires qu'on peut la détruire, d'autant que, ces voies étant d'ailleurs certainement infectées, l'intestin, lui, ne semble pas pourtant l'être plus que normalement.

Mais si la notion de l'origine vésiculaire des pancréatites est exacte, une telle interprétation devient au contraire des plus faciles, et tout est clair alors dans le mode d'action du traitement chirurgical. En effet, désinfecter les voies biliaires, c'est désinfecter surtout la vésicule, puisque celle-ci est le lieu d'origine de l'infection de ces voies, puisqu'elle en est en tout cas le foyer le plus important et le plus intense. Si donc la désinfection des voies biliaires guérit la lésion du pancréas, c'est parce qu'elle désinfecte surtout la vésicule, le point de départ, le lieu d'origine de l'infection pancréatique. « Le traitement, dit M. Dieulafoy, n'a pas à s'occuper de la lésion pancréatique ; il supprime la vésicule, ce laboratoire de calculs et d'infection biliaire. » Nous ajoutons simplement : et aussi d'infection pancréatique. Le mode d'action du traitement est donc des plus simples : il agit sur la pancréatite parce qu'il agit surtout sur sa cause, il la guérit parce qu'il détruit cette cause, il supprime la lésion pancréatique parce qu'il supprime le foyer qui l'avait créée et qui l'entretenait. Ce foyer étant supprimé, l'infection qui en rayonnait sans cesse, disparaît à son tour, et la lésion pancréatique, que cette infection allait constamment raviver, cesse de croître. Et elle pourra même, n'étant plus entretenue, régresser à la longue, si elle n'était pas trop avancée ; et ainsi pourront, après des intervalles de temps variables, disparaître ces tuméfactions, qu'on avait constatées à l'intervention et que, peu de temps seulement après celle-ci, on avait trouvées perceptibles encore. Mais la guérison clinique n'attend point la régression de ces tuméfactions. Elle se fait dès les premières semaines qui suivent l'intervention lorsque, le foyer infectant vésiculaire ayant disparu, le pancréas cesse de recevoir les toxines ou les microbes qui, en venant sans cesse le réinfecter, y entretenaient cette sorte d'œdème inflammatoire, dont nos expériences nous ont donné des exemples, et auquel pour une grande part était due l'augmentation de volume de l'organe. C'est par la disparition de cette sorte d'œdème, qui n'est désormais plus entretenu par l'apport lymphatique, — bien plutôt que par le retour à la normale de la muqueuse biliaire, et notamment de la muqueuse cholédocienne, hypertrophiée par une inflammation inconstante, sinon douteuse, — c'est par la disparition de cet œdème que peuvent s'expliquer les résultats si rapides des interventions, après lesquelles on constate la recoloration des fèces et la disparition de l'ictère, bien avant évidemment que n'ait pu se faire la régression de la lésion pancréatique, car il est clair que celle-ci ne peut se faire que progressivement et à la longue. Aussi, tandis que, le processus inflammatoire en activité étant enrayé en quelques semaines, on observe cette guérison clinique si rapide, au contraire, les lésions organisées mettant, elles, plusieurs mois à régresser, ce n'est que beaucoup plus tardivement que l'on peut constater la disparition des signes objectifs, de la tuméfaction en particulier ; et dans plusieurs cas, en effet, il a été possible de voir évoluer nettement cette guérison, si l'on peut dire en deux temps. Il se peut même, parfois, que des lésions trop avancées ne régressent pas du tout, mais toujours le processus en activité est arrêté, et cela suffit à rétablir le cours des deux sécrétions biliaire et pancréatique, cela suffit à assurer la guérison clinique, sans que pourtant la glande ait été en rien débarrassée de ses noyaux de sclérose. On le voit donc, la notion de l'origine vésiculaire des pancréatites chroniques explique clairement, et explique seule, le mode d'action de leur thérapeutique ; aussi bien d'ailleurs que cette thérapeutique, à son tour, est la meilleure démonstration peut-être de l'exactitude de cette notion. Et même il est permis peut-être de s'étonner qu'une telle interprétation n'ait pas été donnée plus tôt, et qu'on n'ait pas plus tôt conclu que, si, comme le dit Desjardins, « le traitement de la cholécystite suffit à faire disparaître la lésion pancréatique », c'est simplement parce que la lésion pancréatique a pour cause la cholécystite.

Mais cette thérapeutique, si efficace et si exclusivement efficace, des pancréatites chroniques, quels sont ses modes d'application ? Cette désinfection des voies biliaires comment peut-on la réaliser ? Divers procédés, on le sait, permettent de l'obtenir : ce sont la cholécystostomie, la cholécystentérostomie, la cholécystectomie. De ces trois procédés, chacun a ses partisans, déterminés d'ailleurs dans leur choix, non seulement par des vues théoriques, mais aussi par des considérations de technique opératoire, qui sont absolument en dehors de notre compétence. Mais nous ne saurions nous empêcher de faire remarquer combien l'un d'eux, qui cependant est pour Mayo Robson le procédé de choix, combien la cholécystentérostomie, est en fait d'une application paradoxale lorsqu'on admet la théorie classique. N'est-il pas, en effet, quelque peu étrange, pour lutter contre une infection qui aurait atteint les voies biliaires, venant de l'intestin, d'aboucher justement ces mêmes voies à ce même intestin, plus directement encore qu'à l'état normal, dans des conditions, en réalité, qui suppriment pour elles toute défense contre cette infection supposée, puisqu'elles annulent le sphincter cholédocien et réduisent à zéro le chemin qu'auraient à parcourir les microbes pour gagner un milieu qui leur est si favorable ? Aussi bien est-ce ce que n'ont pas manqué d'objecter à la cholécystentérostomie les partisans des deux autres procédés, qui invoquent contre elle le danger pour les voies biliaires de l'infection intestinale possible. Mais ce danger en réalité paraît être resté théorique, de l'avis même de plusieurs chirurgiens, qui reconnaissent que l'on en a bien exagéré l'importance. Nous citerons seulement Bardeleben, qui estime, d'une manière générale, qu'on a singulièrement exagéré les inconvénients de l'infection ascendante ; — et surtout M. Delbet, qui, en 1905, à la Société de chirurgie, rappelant qu'on reproche surtout à la cholécystentérostomie d'exposer à l'infection des voies biliaires, déclarait « qu'il croit qu'on a exagéré ce danger, et cela parce qu'il n'a pas vu cette infection se produire, bien qu'il ait suivi quelques malades pendant longtemps. Il conclut donc qu'elle n'entraîne pas forcément l'infection des voies biliaires, et constate qu'il y a même des cas où elle permet à celles-ci de se désinfecter ; ce qui n'est pas très surprenant, ajoute-t-il, car ce qui importe surtout, c'est que la bile ne stagne pas et s'écoule librement, or l'opération en cause assure même une évacuation continue. » On a pu, en effet, suivre des cas, pour la cholécystentérostomie comme pour la cholécystogastrostomie, où la guérison s'est maintenue pendant 10, 15 mois et même 3 ans (dans un cas de M. Tuffier). Et si parfois on a observé d'autres cas où des symptômes pancréatiques purent être constatés longtemps après l'intervention, on n'est pas en droit d'affirmer qu'ils aient été dus à une réinfection consécutive ; il a pu, en effet, tout aussi bien s'agir d'une persistance de l'infection première, rendue possible, soit par une oblitération de l'orifice de communication, comme cela fut observé dans un cas de Mayo Robson, soit par ce fait que malgré tout la vésicule, même abouchée directement dans l'intestin, est susceptible par son volume, par sa forme, de constituer toujours un lieu de stagnation relative. Ainsi donc la cholécystentérostomie, non seulement n'entraîne pas les inconvénients qu'on l'accuse de pouvoir engendrer, mais elle permet même, ainsi que le prouve l'expérience, de réaliser la désinfection des voies biliaires, tout comme les deux autres procédés, et en dépit de toutes les objections théoriques qu'on a pu lui adresser. S'il en est ainsi, en dépit de toutes ces objections, n'est-ce pas une preuve que celles-ci ne sont pas fondées ? N'est-ce pas une preuve que l'infection ascendante d'origine intestinale n'existe pas ? N'est-ce pas enfin tout simplement parce que cette intervention assure à la bile un écoulement facile et constant, qui lui permet d'entraîner mécaniquement et continuellement les microbes arrivant du foie, leur rendant ainsi impossible de s'établir et de pulluler dans ce milieu favorable ? N'est-ce donc pas, en somme, parce qu'elle agit uniquement en réalisant de cette manière la suppression fonctionnelle, pour ainsi dire, du foyer vésiculaire ?

C'est de même en supprimant fonctionnellement le foyer stagnant vésiculaire qu'agit aussi la cholécystostomie puisque, elle aussi, cette intervention vide ce foyer, ce réservoir, d'une façon continue. Mais cette suppression n'est ici que temporaire, puisqu'on ne peut perpétuer une fistule biliaire. Or, lors de la fermeture plus ou moins précoce de cette fistule, on ne saurait être assuré que la bile n'amènera plus à la vésicule des microbes qui pourraient alors la réinfecter puisque, n'ayant plus son écoulement constant assuré, elle serait désormais capable de refaire de la stagnation. Aussi, théoriquement du moins, la cholécystostomie semble-t-elle devoir être moins sûre que la cholécystentérostomie, puisqu'elle n'assure le drainage de la vésicule, sa suppression fonctionnelle, que d'une façon temporaire.

Toutes deux d'ailleurs, cholécystostomie et cholécystentérostomie, pour une raison de même ordrre, et toujours
en laissant de côté toute considération technique, pour
s'en tenir aux raisons théoriques seules, toutes deux, d'ailleurs, semblent devoir le céder à la cholécystectomie, car
celle-ci annihile la vésicule, non pas seulement fonctionnellement et temporairement comme la cholécystostomie, non
pas seulement même, fonctionnellement et définitivement
comme la cholécystentérostomie, mais bien à la fois
définitivement et objectivement, puisqu'elle la supprime
en réalité. Car n'est-il pas évident en soi que toute méthode
quelconque, de désinfection d'un foyer, quel que soit
d'ailleurs le procédé que l'on emploie, quel que soit le
temps pendant lequel on l'applique, sera toujours inférieure,
en tant que sécurité du résultat, à la suppression pure et
simple de ce foyer ? C'est bien du reste ce que la pratique
a démontré. Et nous ne saurions mieux faire que de rappeler à ce sujet ce que disait en 1905 à la Société de chirurgie M. Terrier qui, établissant le parallèle du drainage
indirect et du drainage direct des voies biliaires, montrant
qu'avec le second ou drainage de la voie principale, la
guérison est plus rapide qu'avec le premier ou drainage des
voies accessoires, ajoutait qu'elle est plus rapide encore
quand, au drainage direct, on ajoute la cholécystectomie,
car en son absence on laisse la vésicule, dont les parois
infectées exigent elles aussi un certain temps pour se
désinfecter. Et de fait on a observé des cas, comme nous
l'avons déjà signalé, où la pancréatite a persisté, soit après
une cholécystentérostomie, soit après une cholécystostomie ; l'intervention dans les uns comme dans les autres,

n'ayant visé qu'à désinfecter le foyer, mais l'ayant laissé subsister anatomiquement, et lui ayant ainsi permis de conserver son infection plus ou moins latente, ou peut-être même de s'infecter de nouveau. Ainsi s'explique donc la supériorité de la cholécystectomie, ainsi que la préférence qui, de ce chef, à côté de raisons de technique opératoire, lui est accordée par la plupart des chirurgiens.

Tous d'ailleurs la complètent par le drainage des voies biliaires. Or, l'effet de ce drainage n'est pas, rappelons-le, de permettre au cholédoque la guérison de lésions inflammatoires inconstantes ou même douteuses, en le soustrayant temporairement au contact d'une bile, lui amenant seulement quelques rares microbes qui seront vite balayés par son écoulement même, lequel va désormais être librement assuré. Cet effet est, d'une part, de parer au plus vite à la rétention biliaire, en attendant que la tuméfaction pancréatique, diminuant désormais, en cessant de comprimer le cholédoque permette à l'écoulement biliaire de se rétablir par les voies naturelles. Il est aussi d'assurer l'expulsion complète des microbes, actuellement présents dans la bile, susceptibles d'être encore éliminés par le foie pendant un temps variable et qui ainsi, si, pour une raison ou une autre l'écoulement biliaire venait un jour à être défectueux, pourraient, par une stagnation au moins relative sur leur lieu même d'élimination, provoquer plus tard l'une de ces angiocholites, parfois liées aux vieilles lithiases. Mais, bien que l'on ait dit que le temps important de l'intervention est ce drainage des voies principales, dont la cholécystectomie ne serait que la préparation, nous pensons au contraire que l'on pourrait dire plus justement l'inverse, et que c'est la cholécystectomie qui est le temps important, le drainage n'étant qu'un élément accessoire, une mesure de sûreté surajoutée. Il est permis de dire, croyons-nous, que, de ces deux actes opératoires, la cholécystectomie est le principal, le seul indispensable, et que la désinfection des voies biliaires dans leur ensemble, dans les cas où la bile est encore infectée, pourrait être obtenue par elle seule, sans le drainage, toute stagnation étant désormais supprimée par la disparition de la vésicule et par la diminution de la tuméfaction pancréatique, qui en résulte si rapidement. C'est du reste ce qu'ont déjà pensé certains auteurs, pour quelques cas au moins. Et nous rappellerons à ce sujet l'opinion émise par MM. Lejars et Quénu, déclarant en 1907 à la Société de chirurgie, que, selon eux, « dans la lithiase vésiculaire isolée, la cholécystectomie simple, sans drainage, peut être suffisante et s'est en effet plusieurs fois montrée telle » ; ajoutant d'ailleurs qu' « en dehors de ces lithiases vésiculaires bien isolées, éteintes, le drainage du cholédoque est un complément utile, et une bonne précaution à prendre pour l'avenir ; qu'il est indiqué notamment dans les cas, soit de lithiase à la fois vésiculaire et canaliculaire avec obstruction calculeuse du cholédoque, soit d'angiocholite calculeuse, c'est-à-dire de lithiase infectée ».

En tout cas, le drainage lui-même des voies biliaires, qui montre la bile devenant peu à peu stérile sans qu'on ait agi directement sur les voies inférieures, ne se réinfectant pas quand son cours se rétablit dans ces mêmes voies inférieures, ne se réinfectant pas davantage lorsque même on a pratiqué la cholécystentérostomie, — ce drainage lui-

même nous apparaît ainsi comme un nouveau témoignage,
et contre la réalité de l'infection ascendante d'origine intestinale, dans les voies biliaires, et en faveur même de l'infection descendante dans ces mêmes voies. En somme
donc, et ce n'était pas sans fondement que nous pouvions
le dire, le traitement de la pancréatite chronique tel qu'il
est couramment institué, par son ensemble comme par ses
détails, constitue certainement l'un des meilleurs arguments
qui se puisse donner, d'une part contre l'origine intestinale,
de l'infection des voies pancréatiques aussi bien que des
voies biliaires, d'autre part en faveur de l'origine vésiculaire, de l'infection pancréatique elle-même.

IX

A cette hypothèse de l'origine vésiculaire, avec propagation lymphatique, de l'infection du pancréas, basée sur les notions anatomiques, appuyée sur les constatations anatomo-pathologiques, confirmée par tant de raisons d'ordre théorique, il restait encore à donner la confirmation décisive de la démonstration expérimentale. Il restait à prouver, par l'expérimentation, la possibilité pour une infection vésiculaire de provoquer au loin une détermination sur le pancréas, en s'y propageant par la voie lymphatique. Tel a été le but des expériences qui ont été instituées et poursuivies en colaboration par notre maître, M. Thiroloix et nous-même. Ces expériences ont consisté essentiellement à créer une cholécystite en agissant directement sur la vésicule, et sans toucher en rien le pancréas, qui n'était pas même aperçu à l'opération. La cholécystite ainsi créée a été une cholécystite toxique, provoquée par l'injection de formol dans la vésicule. Vésicule et pancréas étaient ensuite examinés lorsque les animaux étaient sacrifiés ou succombaient spontanément, cela dans des intervalles qui ont varié de 2 à 46 jours.

Or, dans tous les cas sans exception, nous avons obtenu des résultats positifs, et qui tous ont été de la plus grande netteté. Nous pouvons dire même que ces résultats ont dépassé notre attente en nous montrant la réaction pancréatique, se faisant avec une rapidité et une intensité que nous étions loin même de soupçonner. Dans la totalité des cas, le pancréas a été trouvé lésé, tantôt par un processus chronique, tantôt par un processus aigu ; celui-ci se manifestant, soit d'emblée, soit comme poussée surajoutée dans le cours d'une évolution chronique, dans les deux cas d'ailleurs ayant pu suffire à être la cause même de la mort. — Le processus chronique a créé des lésions, évidentes parfois macroscopiquement, d'autres fois, et bien que des plus considérables, reconnaissables seulement à l'examen histologique. Dans un seul cas, il a été purement parenchymateux; dans tous les autres, parfois avec adjonction partielle de lipomatose, il a été interstitiel. Il a alors revêtu la forme de sclérose, sclérose d'ailleurs plus ou moins âgée, et dont le siège est soit inter-lobaire, soit inter-acineux. La sclérose inter-acineuse s'est montrée la plus fréquente, souvent pure, parfois associée à la sclérose inter-lobaire, et, dans les cas intenses, accompagnée même d'un processus intra-acineux. La sclérose inter-lobaire s'est montrée plus rare, jamais isolée dans un même pancréas, mais seulement dans certaines parties d'une même glande, toujours accompagnée de la sclérose inter-acineuse, qui semblait, tantôt en être comme une extension, tantôt évoluer parallèlement pour son propre compte. — Le processus aigu : dans un cas, a pris la forme de pancréatite hémorrhagique ; dans un autre, surajouté comme en clinique au cours d'une évolution chronique, celle d'hémorrhagie pancréatico-péritonéale avec cytostéatonécrose, double lésion si caractéristique du

« drame pancréatique » (Dieulafoy). Nous avons en outre observé diverses autres lésions, dont les plus fréquentes ont été : l'accentuation de la lobulation normale, parfois extrême, allant jusqu'à un véritable morcellement du parenchyme ; — l'augmentation considérable de nombre et de volume des îlots de Langerhans, avec, dans plusieurs cas, l'existence de formes de transition entre eux et les acini ; — la congestion intense, avec dilatation marquée des capillaires et des veines, pouvant aller jusqu'au raptus hémorrhagique, et souvent même reconnaissable macroscopiquement ; — dans tous les cas enfin, la présence d'exsudats leucocytiques plus ou moins abondants, et d'une infiltration œdémateuse intense, pouvant parfois distendre le tissu cellulaire d'une façon énorme. Ces dernières lésions, — cette congestion, ces exsudats, cet œdème, — qui sont les mêmes que celles des cholécystites expérimentales obtenues par MM. Thiroloix et Debré par badigeonnage de formol, nous ont été ainsi un témoignage que la réaction pancréatique dans nos cas avait eu la même cause que la réaction vésiculaire dans les leurs, et que, chez nos animaux, c'était bien le toxique siégeant dans la vésicule, le formol, qui avait été transporté, par les lymphatiques, de la vésicule au pancréas.

Mais nos cas expérimentaux ne nous ont pas seulement donné les divers types anatomiques de la pancréatite spontanée de l'homme. Ils nous ont donné bien plus encore. Ils nous ont, dans certains cas, permis de surprendre le stade primitif lui-même des lésions ; ils nous ont montré par là la nature même, au début, du processus qui plus tard peut évoluer dans des sens différents.

Chez l'un de nos chiens, en effet, où le processus fut très aigu, — en raison sans doute des conditions physiologiques défectueuses de l'animal, qui, vieux et taré, ne put lutter utilement contre l'intoxication locale et succomba dans les 48 heures, — chez l'un de nos chiens nous avons pu voir le pancréas envahi en masse par un œdème inflammatoire, dont l'intensité est réellement extraordinaire, dont la nature lymphatique est nettement attestée par l'énorme quantité de leucocytes qu'il contient, et qui, émanant de la couche cellulaire périphérique infiltrée et distendue par lui, pénètre en les écartant entre les lobules, causant ainsi une tuméfaction considérable de l'organe dans son ensemble. C'est cet œdème lymphatique, à n'en pas douter, qui est susceptible à la longue de s'organiser peu à peu en tissu conjonctif, jeune d'abord, scléreux ensuite, dans les cas moins aigus où l'établissement d'un processus chronique est rendu possible, et par la moindre intensité de l'intoxication ou de l'infection, et par la résistance plus grande de la glande et de l'organisme lui-même, qui permettent à celui-ci de lutter victorieusement contre la cause d'irritation. Et nous avons vu, en effet, — notamment dans un autre de nos cas, à évolution chronique, où la sclérose inter-lobaire est très marquée et la tuméfaction du pancréas considérable, — nous avons vu la couche scléreuse périphérique, d'où émanent vers l'intérieur les travées inter-lobulaires, se continuer en dehors, par transitions insensibles, avec une couche de tissu adénoïde, véritable tissu réticulé, ayant infiltré et complètement remplacé par places le tissu cellulaire normal. De sorte que nous avons eu ainsi sous les yeux l'évolution même des lésions.

La nature lymphatique du processus n'a pas, d'ailleurs,

été mise en évidence que par ces seules lésions. Dans plusieurs cas, à évolution chronique, la réaction lymphatique fut plus évidente encore, et les ganglions régionaux, qui avaient lutté contre la propagation de l'intoxication, et qui avaient eu le temps de s'hypertrophier de ce fait, furent trouvés augmentés de volume, de façon considérable parfois, d'autres fois de façon moins intense, mais toujours bien nette pourtant à un examen minutieux.

En tout cas, la constatation de cet œdème inflammatoire, si intense et si spécial, nous permet d'expliquer, une fois de plus, un fait qui, avec la théorie classique, restait obscur et d'une interprétation difficile. Ce fait, c'est la rapidité d'action du traitement chirurgical des pancréatites biliaires. Ainsi que nous l'avons déjà signalé, en effet, la guérison clinique, si vite obtenue après l'intervention, ne peut être due évidemment à la régression de lésions déjà organisées, de noyaux de sclérose. Ce n'est que bien plus tardivement, qu'à cette régression, forcément lente et progressive, sera due la disparition de ces tuméfactions, qui ont été directement perçues lors des interventions, et qui, pendant plusieurs mois encore, pourront rester, après elles comme elles l'étaient avant, perceptibles à la simple palpation abdominale. Mais c'est à la disparition, en quelques semaines à peine, de cet œdème inflammatoire, de ce processus en pleine activité, — qui ayant été le premier stade des lésions, persiste sans doute plus ou moins intense tant que la cause initiale continue d'agir, — c'est à la disparition de cet œdème, qu'est due la guérison clinique elle-même, le rétablissement du cours de la bile et du suc pancréatique. En effet, dès que l'infection vésiculaire est supprimée, dès que cesse ainsi l'afflux incessant de nouveaux éléments leucocytaires et, avec eux, de l'agent toxique ou infectieux lui-même qu'ils transportent, cet œdème, qui désormais n'est plus entretenu, cesse de croître, diminue et peut même se résorber très vite. C'est pourquoi d'ailleurs, chez nos animaux, dont les lésions sont les mêmes pourtant que chez l'homme, ces lésions tendent en somme à la guérison spontanée ; cela est dû tout simplement à ce qu'il s'agit ici, non d'une infection, se renouvelant sans cesse, mais d'une intoxication une fois faite ; si bien que, cesse ainsi de lui-même, parce qu'il n'est pas entretenu, le processus en activité qui chez l'homme, au contraire, n'est supprimé qu'artificiellement par la désinfection ou la suppression de la vésicule. C'est donc par cette suppression du processus encore en activité, par la diminution considérable, qui en résulte immédiatement, de la tuméfaction pancréatique qui lui était due pour une grande part, que s'explique l'action si rapide de l'intervention. Et nos expériences, en nous permettant ainsi d'interpréter si facilement et si clairement un point, qui autrement restait obscur, nous ont par là donné encore, indirectement, un nouvel argument à l'appui de la théorie pathogénique invoquée par M. Thiroloix. Mais elles ont fait plus ; elles en ont prouvé la justesse d'une façon irrécusable, en lui apportant la seule preuve qui lui manquât encore, la démonstration expérimentale, puisqu'elles ont permis de provoquer des pancréatites, simplement en créant des cholécystites, et qu'elles ont montré nettement, dans la plupart des cas, sinon dans tous, la propagation de la cause irritante, de la vésicule au pancréas, se faisant par la voie lymphatique.

Arrivée au terme de notre travail, nous sommes donc amenée à conclure que la propagation lymphatique, dans la pathogénie des infections du pancréas, ne semble pas aussi rare qu'on l'admet généralement. Pour les classiques, en effet, nous le savons, ce mode de propagation n'existe que dans la tuberculose ; et encore, selon certains s'agirait-il le plus souvent ici de simples adénopathies péri-ou intra-glandulaires, plutôt que de lésions de la glande elle-même. A peine quelques auteurs en mentionnent-ils la possibilité dans quelques autres cas. Tel Klebs, admettant que certains abcès du pancréas sont de véritables adéno-phlegmons, nés d'une péri-pancréatite émanant de ganglions juxta-glandulaires. Tel Rathery estimant que c'est la voie lymphatique que paraît suivre l'infection, dans certaines formes suppurées, survenant à la suite d'abcès du testicule ou du cordon. Et rappelons enfin que pour Körte certaines formes subaiguës liées à la lithiase du cholédoque seraient dues à la contiguïté de ganglions intra-glandulaires infectés au contact d'une cholédocite. Mais ce ne sont là, somme toute, que des exceptions. Si bien que, mises à part lès lésions d'origine tuberculeuse et quelques autres lésions rares pour lesquelles on invoque les modes sanguin et par contiguïté, c'est à la voie canaliculaire qu'on rattache en fin de compte l'immense majorité des pancréatites. Or, nous l'avons vu, il semble véritablement que cette propagation canaliculaire soit en réalité bien moins fréquente qu'on ne l'admet généralement ; et il semble d'autre part, que la propagation lymphatique le soit par contre beaucoup plus. Et même si, comme nous avons essayé de le démontrer, c'est bien à elle

que doivent se rattacher des pancréatites liées à la cholélithiase, c'est-à-dire l'immense majorité des infections pancréatiques, elle devient de ce fait le plus commun des
modes possibles d'invasion du pancréas. Nous pensons en
tout cas qu'elle en est au moins l'un des plus fréquents.

EXPÉRIENCES

La technique que nous avons employée a été la suivante.
— Animal en expérience : chien. — Évacuation, par aspi-
ration, de la bile contenue dans la vésicule. — Injection
dans celle-ci, de formol, soit pur, soit au tiers, en quantité variant de 1 demi à 3 centimètres cubes, et abandonné
dans la cavité, soit totalement, soit en partie. — Nous
avons fait suivre cette première injection d'une seconde,
constituée de noir de fumée finement pulvérisé et maintenu
en suspension, soit dans l'eau, soit dans l'huile stérilisée.
Notre but était de faire absorber, en même temps que l'agent
toxique, un corps facilement reconnaissable, et permettant
ainsi de suivre facilement partout la propagation de cet
agent toxique lui-même. Ce but n'a, d'ailleurs, pas été
atteint, et cela sans que nous ayons pu en découvrir la
cause, car, sauf peut-être dans un seul cas où la réaction
fut particulièrement violente, le charbon n'a pas été
absorbé, peut-être parce que les particules en étaient encore
de volume trop considérable. — Anesthésie par le chloroforme ; après injection, 20 minutes auparavant, de 1 centimètre cube par 3 kilogrammes d'animal de la solution :
eau, 100 centimètres cubes ; chlorhydrate de morphine,
1 gramme ; atropine, 0 gr. 10. — Animaux sacrifiés par
inhalation de chloroforme.

Chien 1. — Un centimètre cube de formol au tiers, retiré après quelques secondes. Noir de fumée en suspension dans l'huile. — Sacrifié au bout de 14 jours : l'animal avait notablement maigri, mais paraissait bien portant.

Plaie très légèrement suppurante.

Aucune trace du charbon injecté, ni dans le péritoine, ni dans aucun organe.

Vésicule biliaire : de volume normal, d'aspect non modifié, ni épaissie, ni indurée à la palpation ; contient une bile très légèrement trouble, mais sans trace de charbon. — Le cholédoque, perméable, permet l'introduction d'une sonde cannelée, qui est facilement conduite jusque dans le duodénum.

Foie d'aspect normal.

Pancréas. — La tête pancréatique est augmentée de volume ; elle est augmentée surtout de consistance, elle est très dure dans son ensemble, et surtout dans la partie la plus rapprochée du duodénum ; prise entre les doigts à ce niveau, elle donne par place une sensation cartilagineuse. Sur la coupe, aspect nettement sclérotique.

Plusieurs ganglions hypertrophiés occupent la région. L'un, d'environ 1 centimètre de longueur, occupe le hile du foie ; un autre, d'une taille un peu inférieure à celle d'un grain de blé, de consistance ferme, est directement appliqué sur le duodénum, au niveau de la tête pancréatique ; deux autres, plus volumineux répondent au bord supérieur du lobe horizontal, l'un, allongé suivant la direction de ce lobe, et d'environ 3 centimètres de longueur, le second arrondi, un peu plus petit que le précédent. Ces ganglions ne sont pas noirs, et ne montrent pas non plus de charbon à la coupe.

Examen histologique. — *Vésicule.* — La tunique musculeuse est diminuée d'épaisseur. La muqueuse a des villosités bien plus développées que normalement, à la fois plus longues et plus rameuses ; les cellules de l'épithélium sont plus hautes ; elles ont subi par place un commencement de dégénérescence muqueuse, et apparaissent en clair, représentées seulement par leur noyau, le stroma est plus dense et à éléments lymphoïdes plus nombreux.

Foie : dans la région juxta-vésiculaire, présente des nodules d'infiltration leucocytique, formée surtout de polynucléaires ; certains de ces nodules sont dans les espaces porte, mais la plupart se trouvent en plein parenchyme. Les cellules hépatiques ont par place subi un commencement de dégénérescence graisseuse.

Pancréas. — Sur toute la périphérie, une épaisse bande fibreuse est immédiatement appliquée contre le tissu glandulaire. Elle se continue en dehors avec une très épaisse couche de tissu cellulaire, presque tout entier transformé en une sorte de tissu adénoïde. Celui-ci, où les cellules graisseuses sont assez rares, est formé surtout d'un fin réticulum, contenant de très nombreux leucocytes, parmi lesquels dominent les mononucléaires mais où les polynucléaires sont très nombreux. Ces deux couches, en certains points, se continuent l'une dans l'autre insensiblement. Par place des groupes d'acini sont enclavés dans la couche fibreuse. De la coque fibreuse périphérique, se détachent de larges travées formées de fibres, qui s'enfoncent en clous dans le parenchyme, diminuant progressivement de volume à mesure qu'elles avancent entre les lobules ; des travées plus fines s'en détachent à leur tour et parcourent ces lobules, s'élargissant autour des canaux et surtout des vaisseaux, puis reprenant au delà leur calibre antérieur. — En de nombreux points, le parenchyme est normal, à éléments tassés et fortement colorés. Mais en d'autres points, à la périphérie surtout, plus rarement le long des travées scléreuses, les fibres envahissent la périphérie des lobules, s'insinuant entre les acini, qui apparaissent de ce fait espacés et parfois tout à fait isolés. D'autres lobules ne sont ni limités, ni parcourus par des travées fibreuses, mais tous les acini en sont écartés les uns des autres par un abondant réseau formé de cellules conjonctives étoilées et leurs prolongements, avec seulement quelques rares fibres ; en certains points mêmes, les cellules conjonctives pénètrent dans les acini et les dissocient. — Les acini, normaux en de nombreux points, présentent à la périphérie une multiplication de leurs noyaux ; ceux qui sont directement au contact de la couche fibreuse, sont souvent en dégénérescence graisseuse. Le long des travées inter-lobulaires et surtout dans les lobules où la prolifération conjonctive est inter-acineuse, ils sont souvent en dégénérescence granuleuse et parfois même, à la périphérie de certains lobules, en complète désintégration. — Les îlots de Langerhans, dans les lobules où la sclérose est inter-acineuse, ont perdu leur forme régulière ; ils sont petits, peu apparents, nombreux, et beaucoup sont envahis par des cellules conjonctives qui les dissocient. — Les canaux excréteurs ne présentent pas d'autres modifications que la desquamation de leur épithélium, tombé souvent d'une seule pièce dans la lumière. Certains, à côté desquels passe une travée fibreuse, sont entourés de quelques fibres ; mais cette sclérose n'est jamais intense, et beaucoup n'en présentent aucune trace.

En somme, pancréatite interstitielle, à évolution chronique, revêtant les deux formes : inter-lobulaire et inter-acineuse. Type inter-lobulaire peu abondant. Bien plus grande fréquence du type inter-acineux, et parfois même intra-acineux, plus marqué dans les lobules ne présentant pas le premier type, et s'accompagnant de pénétration et de dislocation des îlots de Langerhans par les cellules conjonctives.

Chien 3. — Un demi-centimètre cube de formol pur, retiré après une à deux minutes. Noir de fumée en suspension dans l'huile. Sacrifié au bout de 14 jours.

Plaie cicatrisée. Péritoine normal. Pas trace de charbon.

Vésicule : enfouie dans le foie, qui s'est refermé au-dessus d'elle, la cachant entièrement. Sa paroi est épaissie ; la muqueuse a ses villosités très saillantes. A l'intérieur, un liquide épais, mélange d'huile, de charbon, de boue biliaire. — Cholédoque entouré de tissus fibreux ; il est épaissi, induré, comme d'ailleurs le hile du foie, et contient une boue charbonneuse.

Foie : intimement accolé et adhérent à la vésicule ; son tissu dans la région juxta-vésiculaire se montre à la section induré et blanchâtre.

Pancréas d'aspect normal, rosé ; à la surface, quelques petites taches noires sous-péritonéales.

De nombreux ganglions hypertrophiés se voient le long du pancréas, au niveau de la région pylorique ; ils ne sont pas noirs.

Examen histologique. — *Foie* : en dégénérescence graisseuse ; avec agrandissement des espaces-porte.

Pancréas. — La lobulation est plus marquée qu'à l'état normal ; les lobules sont séparés les uns des autres par d'assez larges fentes, soit entièrement vides, soit contenant seulement quelques très fins tractus conjonctifs ; en un point seulement, une travée fibreuse inter-lobaire. Le parenchyme n'est pas tassé comme normalement ; les acini sont écartés les uns des autres, entre eux se trouvent des cellules conjonctives à noyau mal coloré et surtout des tractus conjonctifs. — Les cellules acineuses ont leur noyau mal distinct, elles ont pris une sorte de coloration en masse ; beaucoup sont en voie de dégénérescence granuleuse. Celle-ci est complète à la périphérie, ainsi qu'au niveau de certains lobules, atteints dans leur ensemble ; dans ces lobules frappés tout entiers de dégénérescence granuleuse, les cellules acineuses sont dissociées ; par places se voient des restes d'îlots de Langerhans, encore reconnaissables. — Ces îlots, dans la plus grande partie du parenchyme, ne sont ni plus nombreux ni plus volumineux que normalement ; ils sont mal colorés, à noyaux peu nets, et paraissent avoir été touchés d'emblée. En certains points seulement, ils sont plus apparents que dans la glande saine, et un peu plus volumineux. Ils sont envahis par des cellules conjonctives à noyau mal coloré, et en de nombreux points sont en voie de disparition progressive. — Les canaux excréteurs sont normaux. — Les taches noires sous-péritonéales constatées macroscopiquement sont des veines, dilatées et thrombosées.

En somme, pancréatite chronique du type inter-acineux, avec envahissement des îlots de Langerhans, s'accompagnant de dégénérescence granuleuse.

Chien 4. — Trois centimères cubes de formol pur, dont un tiers seulement est retiré après une demi à une minute. Noir de fumée en suspension dans l'huile. Incident opératoire : intestin grêle traversé par l'aiguille.

Mort au bout de trois jours, après d'abondants vomissements. Dans le péritoine, un épanchement peu abondant, et des adhérences, déjà très résistantes, notamment au niveau du cæcum et de l'appendice.

Vésicule : à parois noirâtres, épaissies et indurées, reliées au foie par quelques faibles adhérences; elle contient une bile fluide, mais pas d'huile, ce qu'il reste de charbon est aggloméré en un noyau de la grosseur d'un très petit pois.

Foie d'aspect normal.

Pancréas. — Présente une lobulation bien plus marquée qu'à l'état normal, extrêmement marquée même en certains points, où les lobules apparaissent tout à fait indépendants les uns des autres. A la coupe, très nombreuses taches noires, formées par des vaisseaux dilatés et remplis de sang, la plupart punctiformes, quelques-uns de la taille d'une tête d'épingle.

Le long du cholédoque, deux ou trois ganglions, de la grosseur de grains de millet, l'un d'eux au confluent du cystique et de l'hépatique.

Examen histologique. — *Vésicule* : muqueuse presque entièrement unie; seulement de très rares villosités, et très basses. Épithélium manquant par places, formé de cellules basses; il repose presque directement sur la couche musculaire, les glandes ont à peu près entièrement disparu. Couche musculeuse conservée, infiltration sanguine entre les fibres. Couche celluleuse presque complètement détruite, disparition du tissu cellulaire, hémorrhagie entre le foie et la vésicule. La paroi tout entière est très vascularisée. — Canal cystique : pas de villosités, épithélium bas, glandes conservées. — Cholédoque : épithélium en partie tombé, formé de cellules basses, en régénération; glandes peu nombreuses; dans le derme, infiltration sanguine et lymphoïde; tunique musculeuse conservée; il contient du charbon.

Pancréas. — Lobulation extrêmement marquée ; c'est un véritable morcellement du parenchyme, qui se trouve divisé en un très grand nombre de lobules, la plupart très petits. Ces lobules sont séparés les uns des autres par de larges espaces, vides le plus souvent, ou occupés seulement par de fins tractus conjonctifs avec quelques globules rouges et des débris cellulaires ; en certains points, ces tractus conjonctifs se sont condensés en une masse granuleuse, contenant quelques globules rouges et blancs ; en quelques points seulement, entre les plus grands lobules, des fibres conjonctives jeunes. Les acini, dans la très grande majorité des lobules, ne sont pas tassés comme à l'état normal ; ils sont légèrement écartés les uns des autres, sans qu'il y ait pourtant rien entre eux que de rares cellules conjonctives. — Les îlots de Langerhans sont très nombreux et très apparents, en général petits ; certains, très petits même, paraissent en voie de formation ; la plupart montrent des capillaires dilatés, remplis de sang. — Les canaux excréteurs ont souvent leur épithélium détaché, tombé dans la lumière tout d'une pièce. — Mais ce qui, avec le morcellement du parenchyme, est le trait le plus frappant, c'est la congestion énorme de l'organe, tous les capillaires sont très dilatés et remplis de sang, et les coupes leur doivent, à un faible grossissement, un aspect pointillé remarquable, à côté du pointillé plus petit et plus clair formé par les îlots de Langerhans.

En somme, congestion intense et morcellement du parenchyme, qui étaient probablement le début d'une sclérose inter-acineuse.

Chien 5. — Trois centimètres cubes de formol pur, dont les deux tiers sont retirés après une demi ou une minute. Noir de fumée en suspension dans l'huile.

Mort au bout de quatre jours, après d'abondants vomissements jaunâtres.

Épiploons très chargés de graisse. Le duodénum, très congestionné, présente à sa surface de très apparentes arborisations vasculaires.

Vésicule : cachée sous le foie, qui l'a recouverte ; contient une bile verdâtre, filante, avec huile abondante et beaucoup de charbon, tout ce qui a été injecté, semble-t-il.

Foie : sur la coupe, gros points hémorrhagiques.

Pancréas. — De consistance dure, surtout à la tête, moins sur le lobe horizontal, moins encore sur le lobe vertical. La lobulation n'est d'aspect normal que dans la moitié inférieure du lobe vertical, lequel est étroitement uni au duodénum par un méso jusqu'à sa partie terminale. Partout ailleurs, la lobulation est extrêmement marquée, surtout à la tête, et sur une partie du lobe horizontal (qui présente macroscopiquement l'aspect d'un cordon thymique déroulé, avec lobules indépendants les uns des autres). A la coupe, nombreux points noirâtres formés par des vaisseaux dilatés, surtout abondants à la tête et à l'extrémité du lobe horizontal.

Examen histologique. — *Vésicule.* — Muqueuse à villosités très espacées, très peu hautes ; épithélium conservé, mais à cellules basses ; disparition à peu près complète des glandes. Tunique musculeuse conservée. Tunique celluleuse très épaissie, dissociée, avec infiltration de leucocytes.

Foie. — Dans la région juxta-vésiculaire, grosses dilatations veineuses ; dégénérescence graisseuse des cellules hépatiques, en certains points infiltration lymphoïde.

Pancréas. — Lobulation plus marquée que normalement. A la périphérie, une couche, assez épaisse en certains points, de tissu cellulaire infiltré de globules rouges et de polynucléaires. Des travées s'en détachent, qui pénètrent entre les lobules, en diminuant progressivement de largeur, et en se subdivisant en de plus minces qui, se coupant entre elles, vont parfois d'un bord à l'autre de la glande. Ces travées sont formées d'un très fin réticulum, bordé seulement de fibres conjonctives au contact du tissu glandulaire ; dans ce réticulum, qui renferme par places des cellules graisseuses, se trouvent de rares globules rouges, de nombreux leucocytes surtout polynucléaires, et quelques noyaux allongés. Les acini sont écartés les uns des autres, séparés par des cellules conjonctives étoilées, dont certaines, surtout à la périphérie et le long des plus larges travées, dissocient même leurs cellules. — Les îlots de Langherans, peu apparents, sont assez nombreux, mais petits; à la périphérie et le long des grosses travées, ils sont envahis par les cellules conjonctives et presque entièrement détruits, à peine reconnaissables parfois par une ou deux cellules; dans le centre des lobules, ils persistent, mais réduits, irréguliers, et envahis également. Les capillaires sont très dilatés et remplis de sang.

En résumé, début de sclérose à la fois inter-lobulaire et inter-acineuse, les deux types évoluant parallèlement et indépendamment l'un de l'autre.

Chien 6. — Un demi-centimètre cube de formol pur, abandonné dans la vésicule. Noir de fumée en suspension dans l'huile.

Mort au bout de sept jours.

Quelques adhérences péritonéales, mais pas d'épanchement.

Vésicule : agrandie, en partie cachée par le foie, rabattu sur elle; ne contient ni bile, ni mucus, ni charbon.

Foie dans la région juxta-vésiculaire : sur la coupe, nombreux vaisseaux dilatés, remplis de sang.

Pancréas. — Lobulation d'aspect normal. Consistance un peu augmentée. Au niveau de la tête, dans la partie immédiatement contiguë au duodénum, la coupe tombe sur une grande cavité anfractueuse, formée par une hémorrhagie intra-glandulaire, qui a dissocié le parenchyme. Dans la région voisine, une autre partie semble en transformation graisseuse complète; deux ou trois petits ganglions s'y trouvent accolés. Au niveau de la queue, un ganglion, de la taille d'un noyau de cerise, est adhérent au tissu glandulaire.

Examen histologique. — *Vésicule :* plus aucune villosité, muqueuse entièrement détruite; la couche la plus superficielle est formée par les fibres musculaires, mal colorées, à noyaux non visibles. Au-dessous, nombreux vaisseaux dilatés, remplis de sang. Couche celluleuse transformée en un réticulum, conte-

nant des globules rouges et surtout des leucocytes, en majorité
des polynucléaires. Cette infiltration se continue insensiblement
avec la couche la plus superficielle du foie, dans laquelle se trouvent en certains points de nombreux néo-canalicules biliaires, et
où les cellules hépatiques sont mal colorées, à noyaux indistincts, à peine reconnaissables.

Foie. — Grande dilatation des espaces-porte, rameaux-porte très
dilatés, remplis de sang ; hémorrhagie inter-trabéculaire ; cellules hépatiques en dégénérescence graisseuse ; par places, du
pigment sanguin.

Pancréas. — 1° A la tête : lobulation à peine plus marquée que
normalement, au moins dans la plus grande partie ; les lobules
sont seulement dessinés par de fines fentes, très minces. En
d'autres points, sortes de craquelures, larges, irrégulières, si-
nueuses, comme si le parenchyme avait éclaté. A la périphérie,
dans la partie adjacente au duodénum, couche en certains points
très épaisse de tissu conjonctif. La partie la plus interne de cette
couche est formée de fibres ; plus en dehors est du tissu cellulaire, qui est infiltré à la fois de sang, dominant en certains
points, et beaucoup plus de leucocytes, en majorité polynucléaires ; en quelques points, apparence de tissu adénoïde. Plus
en dehors, des cellules graisseuses : la majorité, avec leur aspect
ordinaire, vidées de leur contenu par les manipulations, mais
ayant conservé leur noyau pariétal ; d'autres, en certains points,
ayant subi la nécrose graisseuse, et formant des îlots de cytostéatonécrose. Dans ces îlots, bien limités, les cellules adipeuses
ont perdu leur noyau. Les unes, à contours indistincts, sont remplies d'une masse amorphe, continue, de savons insolubles, colo-
rée en violacé pâle par l'hématéine ; les autres sont remplies de
cristaux aciculaires d'acides gras, groupés en paquets et souvent
en véritables oursins. Ces îlots sont limités, et aussi infiltrés,
surtout à leur périphérie et près des cellules à aiguilles, par
une grande quantité de lymphocytes. De la couche périphérique
entourant la glande, se détachent par places des prolongements qui la pénètrent, s'enfonçant en clou entre les lobules, puis

diminuant très vite de largeur et disparaissant ; ils sont formés
de fibres ; ceux qui partent des points de la périphérie où dominent les globules rouges sont aussi infiltrés de sang ; quelques-
uns, à trajet très court, ne sont formés que de tissu graisseux
normal. — Les acini sont séparés les uns des autres, sans cependant être notablement écartés, par des cellules conjonctives,
qu'on voit mal et qui même ont dissocié leurs éléments sur de
nombreux points, où de ce fait la structure acineuse est à peine .
reconnaissable. Ces acini ont multiplié leurs noyaux. A la périphérie et le long des grosses travées qui en émanent, ils ont
subi la dégénérescence graisseuse. — Les îlots de Langerhans sont·
très nombreux et très apparents, petits pour la plupart ; beaucoup montrent des capillaires remplis de sang ; sur plusieurs
points, on voit la transformation des cellules acineuses en cellules insulaires. Un peu de congestion veineuse, dans la partie
adjacente au duodénum. Les canaux excréteurs sont normaux.
— Dans une autre partie de la tête, également adjacente au duodénum, le tissu glandulaire a subi une transformation graisseuse complète ; seuls subsistent quelques canaux de petit
calibre, reconnaissables à leur épithélium. Une hémorrhagie très
abondante y a eu lieu, dissociant les tissus. De petits ganglions
s'y rencontrent, infiltrés de sang et aussi de pigment sanguin.

— 2° A la queue : Même lobulation qu'à la tête, à peine plus
marquée que normalement. En certains points de la périphérie,
mince couche fibreuse ; ailleurs, épaisse couche cellulo-graisseuse, avec hémorrhagie cellulaire et foyer de cytostéatonécrose,
présentant comme à la tête savons amorphes et cristaux d'acides
gras, mais presque pas d'éléments lymphocytaires. De la périphérie partent quelques travées fibreuses minces, s'enfonçant
entre les lobules. Le parenchyme est tassé comme à l'état normal, mais la structure acineuse y est peu nette ; les cellules acineuses présentent de la multiplication des noyaux ; à la périphérie, acini en dégénérescence graisseuse. Ilots de Langerhans
très peu apparents. Congestion des veines et des capillaires. Le

ganglion adjacent à cette région est infiltré de globules rouges et de polynucléaires.

En résumé, début de sclérose, à la fois inter-lobulaire et surtout inter- et même intra-acineuse; avec poussée aiguë d'hémorrhagie pancréatico-péritonéale et de cytostéatonécrose.

Chien 7. — Un demi-centimètre de formol pur, abandonné dans la vésicule. Noir de fumée en suspension dans l'huile. — Mort au bout de 16 jours, avec vomissements et diarrhée jaunes.

Grand épiploon adhérent au bord inférieur du lobe horizontal du pancréas; il est très chargé de graisse et présente, surtout dans la région pylorique, de nombreuses taches noires, formées par du sang.

Vésicule : absolument enfouie sous le foie, multilobé, qui s'est refermé au-dessus d'elle. Elle est très ectasiée. Elle est remplie d'une boue verte, contenant des concrétions noirâtres, de la taille de grosses têtes d'épingle, qui ne sont pas du charbon, mais paraissent être de la bilirubine.

Foie d'aspect normal.

Pancréas augmenté de consistance, surtout à la tête. Le lobe vertical, dont la lobulation est effacée, et qui adhère au duodénum sur une très grande étendue, présente à la surface cinq ou six taches noirâtres sous-péritonéales, de la taille de grains de millet; des fragments de ce lobe, dans les points où la lobulation normale a entièrement disparu, jetés dans le formol y surnagent complètement. Le lobe horizontal à son extrémité terminale a aussi perdu son aspect lobulé normal; il présente aussi une hémorrhagie punctiforme à la surface.

Le long du bord supérieur du lobe horizontal, et plus sur la face postérieure que sur la face antérieure de l'organe, nettement sur le trajet des vaisseaux spléniques, se voient trois ganglions hypertrophiés : le plus rapproché du duodénum, allongé horizontalement, de la taille d'un haricot, noirâtre, noir aussi, à la section non induré; un autre, beaucoup plus petit, à sa gauche, blanc; enfin le troisième, de la taille d'un gros noyau de cerise, mais allongé, légèrement rougeâtre.

Examen histologique. — Vésicule. — Il n'existe pour ainsi dire plus de villosités, à peine une très basse, de place en place et en grande partie détruite. Épithélium presque entièrement disparu, il n'en reste que quelques débris, de préférence sur ces villosités rudimentaires; il est formé de cellules basses, se colorant en masse et fort mal, à noyau indistinct et paraissant remplies de taches claires. Il repose à peu près directement sur le tissu musculaire, peu épais et également très mal coloré. Au-dessous, se colorant mieux, une épaisse couche celluleuse, renfermant de nombreux débris cellulaires, et infiltrée de mononucléaires et de globules rouges. La séparant du foie, une mince couche de fibres.

Foie dans la région juxta-vésiculaire : hémorrhagie inter-trabéculaire; canaux biliaires dilatés, entourés d'une gangue scléreuse; vaisseaux dilatés et remplis de sang; par places, petits nodules formés de mononucléaires, et dégénérescence graisseuse des cellules hépatiques.

Pancréas. — A la tête, lobulation beaucoup plus marquée qu'à l'état normal; les lobules sont séparés les uns des autres par de très larges espaces, soit entièrement vides, soit contenant quelques rares et fins tractus conjonctifs. La périphérie en certains points présente une couche épaisse de tissu cellulaire, d'apparence adénoïde, avec par places une large infiltration sanguine. Dans certains lobules seulement, les plus gros, se voient de rares travées fibreuses, contenant des cellules graisseuses, et se continuant à la périphérie avec la couche celluleuse externe. — Dans tous les lobules, mais bien plus nettement dans ceux qui ne sont séparés que par des espaces vides, les acini sont légèrement distants les uns des autres, et entre eux se voit un réseau très net formé par des cellules conjonctives étoilées et leurs prolongements. Les acini sont petits, comme étouffés par cette multiplication conjonctive, qui en certains points dissocie même leurs cellules; leurs noyaux sont multipliés.—Les îlots de Langherans sont peu apparents, mais nombreux, de volume très inégal et envahis eux aussi par la prolifération conjonctive. Les canaux excréteurs sont normaux. Dans les ganglions voisins, très abondant épanchement sanguin. — Dans la partie inférieure du lobe vertical, comme dans la partie gauche du lobe horizontal, la lobulation est beaucoup moins marquée qu'à la tête, tout en le restant plus que normalement; les lobules sont séparés par les mêmes espaces, le plus souvent vides. Quelques très minces travées fibreuses, parcourant de rares lobules. Mais le parenchyme est à peu près aussi compact qu'à l'état normal, les acini n'étant pas écartés par les quelques cellules conjonctives que l'on voit entre eux. Il y a surtout une congestion intense, veines et capillaires sont dilatés et remplis de sang, légère infiltration sur certains points entre les acini même. Ilots de Langherans peu apparents, petits, remplis de capillaires gorgés de sang. Certaines parties de ce lobe vertical sont en transformation graisseuse complète; à peine y reconnaît-on de place en place des restes de quelques canaux excréteurs de petit calibre.

En résumé, sclérose à peu près exclusivement inter-acineuse, dans certaines parties de lobes, dégénérescence graisseuse; poussée congestive aiguë en d'autres points.

Chien 8. — Un centimètre cube de formol pur, à plusieurs reprises aspiré et réinjecté, finalement retiré. Noir de fumée en suspension cette fois dans l'eau. — Chien vieux, aveugle et qui a sous le chloroforme une crise épileptiforme.

Mort au bout de 3 jours, avec vomissements jaunâtres.

Les épiploons sont très chargés de graisse.

Vésicule enfouie sous les lobes du foie, qui s'est refermé et partiellement soudé au-dessus d'elle ; elle est de volume normal, et contient peu de bile mais beaucoup de charbon.

Foie dans la partie adjacente, montrant à la coupe des vaisseaux dilatés et remplis de sang.

Pancréas : augmenté de volume et de consistance, surtout à la tête, qui est nettement tuméfiée et plus dure qu'à l'état normal. A la surface se voient des traînées rougeâtres, en certains points franchement rouges, plus larges et plus abondantes à la tête. La coupe montre, sur tous les points, une apparence de mosaïque, due à des traînées rougeâtres qui dessinent un véritable réseau, avec, aux points nodaux, des taches franchement sanguines. La coupe de la tête montre aussi ces mêmes travées, rougeâtres ou noirâtres, mais beaucoup plus abondantes, beaucoup plus larges, reproduisant la disposition d'une branche avec ses rameaux ; à côté d'elles, par places se voient des vaisseaux extrêmement dilatés, remplis de sang. On ne voit macroscopiquement aucune trace de charbon injecté.

Examen histologique. — *Vésicule* : Muqueuse presque unie, plus que quelques villosités, espacées, très basses ; épithélium relativement bien conservé, mais formé de cellules assez basses ; il est déchiré par places par des globules sanguins qui ont fait irruption dans la cavité ; glandes nombreuses : derme bien conservé, avec capillaires dilatés et légère infiltration sanguine. Couche musculeuse bien conservée, avec dilatation des capillaires. Couche celluleuse très épaissie, presque entièrement détruite, ne se composant guère que de sang et de débris cellulaires.

Foie dans la région juxta-vésiculaire : la couche la plus superficielle est largement infiltrée de globules rouges et de polynucléaires, les cellules hépatiques n'y prennent plus les colorants ; au delà, hémorrhagie inter-trabéculaire, tous les vaisseaux, surtout les rameaux-porte, extrêmement dilatés et gorgés de sang.

Pancréas. — Au niveau de la tête, le parenchyme est divisé en un grand nombre de lobules, de taille inégale mais jamais très petite, par des travées en général épaisses se continuant avec la couche périphérique analogue. Ces travées, restant en général très larges, se divisent et se subdivisent, et s'unissent entre elles en un réseau, aux points nodaux duquel elles s'élargissent, ainsi qu'autour des vaisseaux. Elles sont formées essentiellement d'une charpente fibrineuse, constituée par de fins filaments, tantôt restant déliés, tantôt s'agglutinant en de plus gros tractus, et mêlée par places de cellules graisseuses. Elles sont surtout infiltrées d'une quantité énorme de globules blancs et de globules rouges, les deux sortes d'éléments étant présents dans les points les plus nombreux, avec prédominance, tantôt, et le plus souvent, de globules blancs, tantôt de globules rouges ; en certains points, des globules rouges seuls. Les globules blancs sont en majorité des polynucléaires ; viennent ensuite de grands mononucléaires, à grand noyau pâle entouré d'une très mince couche de protoplasma. La couche périphérique se continuant avec ces travées présente la même constitution ; elle n'est très épaisse que dans les points où elles s'en détachent. Dans certaines des travées, se voient par places de fines particules de charbon. En deux ou trois points, dans le tissu cellulo-graisseux, soit de la périphérie, soit des parties voisines des grandes travées, petits foyers de cytostéatonécrose, contenant surtout des cellules remplies de savons amorphes. — Les lobules sont parcourus par de minces fentes, dans lesquelles se trouvent par places quelques fibres jeunes. A la périphérie, ils sont envahis dans leur couche la plus superficielle par la couche externe ; leurs acini en ce point ont subi la dégénérescence graisseuse, beaucoup sont détruits ; mêmes lésions le long des plus grosses travées. A l'intérieur des lobules, très grande dilatation des capillaires, gorgés de sang. — Les îlots de Langerhans sont extrèmement nombreux, très apparents, de taille inégale ; les noyaux de leurs cellules se colorent fortement ; dans la plupart, capillaires dilatés par le sang.—Le parenchyme, au lieu d'être compact comme à l'état normal, montre partout les acini légèrement écartés les uns les autres, avec, entre eux, seulement quelques noyaux allongés et par places des globules rouges. Le plus souvent même, la structure acineuse n'est plus reconnaissable, les cellules sont dissociées : on voit une profusion de noyaux, les uns grands, pâles, à nucléole net, comme ceux des cellules acineuses normales, les autres petits, très fortement colorés, comme ceux des cellules insulaires : il semble que le tissu glandulaire tout entier se transforme en îlots.—Les canaux excréteurs sont normaux, les plus grands seuls ont leur lumière effacée, par la tuméfaction de leur paroi, infiltrée de sang. — Au niveau de la queue, on ne trouve pas les grosses travées séparant et écartant les lobules ; ceux-ci sont à peine marqués plus que normalement, et n'ont entre eux que quelques filaments fibrineux avec des globules rouges. D'ailleurs, même dislocation du parenchyme, même effacement de la structure acineuse avec prolifération de petits noyaux, même abondance d'îlots de Langherans ; le tout pourtant à un degré un peu moindre qu'à la tête. Seule la congestion est plus intense peut-être ; en de nombreux points hémorrhagies inter-acineuses. En résumé, pancréatite aiguë hémorrhagique, avec cytostéatonécrose.

Chien 9. — Un centimètre cube de formol pur, à plusieurs reprises aspiré et réinjecté, finalement retiré. Noir de fumée en suspension, cette fois encore, dans l'eau.

Sacrifié au bout de 46 jours.

Des adhérences péritonéales assez étendues soudent la face supérieure du foie au diaphragme ; une autre, peu étendue et peu résistante, unit l'extrémité du lobe droit à la seconde portion du duodénum. Les épiploons sont infiltrés d'une grande quantité de graisse.

Vésicule : entièrement cachée par le foie, dont les lobes se sont rabattus et soudés entre eux au-dessus d'elle. Elle est petite, rétractée d'une façon d'autant plus frappante qu'on l'avait remarquée très grande lors de l'intervention. Elle est remplie de mucus vert. Cholédoque rempli de charbon.

Foie d'aspect normal.

Pancréas non induré, non augmenté de volume, le lobe horizontal semble même en partie atrophié. Au niveau de la tête pancréatique, se voient trois ganglions, échelonnés le long du lobe horizontal, très petits, un peu allongés, noirâtres, noirs également à la coupe. Dans le mésentère, au niveau de l'angle iléocæcal, trois ganglions volumineux, allongés, blancs à la surface ainsi que sur la coupe. Un autre, moins gros, dans le méso du côlon iliaque près de son extrémité inférieure.

Examen histologique. — *Vésicule* : tunique celluleuse normale. Tunique musculeuse bien développée. Derme de la muqueuse, compact dans les villosités où il est infiltré d'éléments lymphoïdes, n'existant plus pour ainsi dire dans leur intervalle, où il est remplacé par de très nombreuses glandes. Épithélium en transformation muqueuse, formé de cellules très hautes, claires, sans plateau, avec un noyau petit et rond, semblable enfin à celles des glandes à mucus. Villosités très développées, hautes et rameuses, avec cellules épithéliales extrêmement hautes par places. Mucus abondant.

Foie dans la région juxta-vésiculaire : espaces-porte très agrandis, avec dilatation des rameaux-porte; par places, dégénérescence graisseuse des cellules hépatiques.

Pancréas. — Lobulation extrêmement marquée, morcellement des lobules; entre eux, larges espaces entièrement vides. — Parenchyme très dissocié; les acini sont très écartés les uns des autres, sans qu'il y ait entre eux autre chose que de fins filaments, paraissant émaner de rares cellules conjonctives, mais ne formant en aucun point un réseau, même là où ces cellules conjonctives sont un peu plus abondantes. — Les acini sont petits, formés d'un petit nombre de cellules. La majorité sont dissociés en leurs cellules constituantes, et manifestement en voie d'atrophie. — Les îlots de Langerhans sont peu nombreux, très peu apparents, petits; beaucoup sont en voie de destruction, à peine reconnaissables par une ou deux cellules. La dissociation inter et même intra-acineuse, et aussi la destruction des îlots, sont aussi marquées dans le centre des lobules qu'à leur périphérie. — Les canaux ne présentent aucune lésion. Pas de traces de charbon en aucun point. — Les lésions sont les mêmes à la queue de l'organe, sauf que les îlots y sont mieux conservés, mais la dissociation intra-acineuse y est peut-être plus nette encore, et on y voit plus de cellules conjonctives entre les éléments glandulaires.

En résumé, pancréatite à évolution chronique, surtout parenchymateuse.

OBSERVATIONS

Observation I. (M. CHAUFFARD). — Homme de 38 ans, pris, en
1895, d'une première colique hépatique typique, avec ictère pas-
sager. De 1898 à 1902, 4 ou 5 crises semblables. En 1902, aggra-
vation des accidents, avant et après une cure à Vichy ; puis amélioration, qui fait remonter le poids de 72 kilogrammes à 96.
Eu août 1903, seconde cure à Vichy, qui provoque une recrudescence des accidents : non seulement le malade a de grandes
crises douloureuses, mais de plus il souffre presque tous les
jours, deux ou trois heures après le repas de midi ; il maigrit rapidement et perd ses forces. En octobre 1904, pour la première fois,
apparaissent en même temps que les paroxysmes douloureux des
poussées fébriles (40°) qui durent de 3 à 4 jours. Une cure à
Evian ne donne pas de meilleurs résultats que celles de Vichy.

Examiné en octobre 1905 : Malade subictérique, très amai-
gri, avec urines biliphéiques et fèces décolorées. Le foie est augmenté de volume et mesure 20 centimètres sur la ligne mame-
lonnaire. On ne constate pas une grosse vésicule. Sensibilité
douloureuse, spontanée et provoquée, au niveau du creux épi-
gastrique, du point vésiculaire et du rebord costal en dehors de
ce point. La rate n'est pas hypertrophiée.

Diagnostic. — Occlusion calculeuse du cholédoque, avec, en
outre, un certain degré d'insuffisance pancréatique, mis en évidence par l'examen des fèces pratiqué selon la méthode de Gaultier et qui donne les résultats suivants :

	échantillon	normale	fonction biliaire supprimée.	fonction pancréatique supprimée.
Graisses utilisées p. 100.	39,2	95-96	60	15-30
— excrétées —	60,8	4-5	40	85-70
Acide gras —	31,45 .		21	7,5-15
Savons —			12	3,7-8
Graisses neutres —			63	77-87

Opération par M. Quénu. Il trouve une vésicule de volume normal, sans calculs ni cholécystite ou péricholécystite. Il retire du cholédoque, extrêmement dilaté dans la portion sus-pancréatique, un calcul à peu près cylindrique et faiblement incurvé, pesant 9 grammes, à surface lisse et régulière, à couleur d'un beau jaune fauve. La consistance du pancréas est ferme et scléreuse. La section longitudinale médiane du calcul, passant par son grand axe, montre l'aspect suivant : au niveau de l'extrémité inférieure du calcul se détache en brun un noyau ovoïde et presque transversal, manifestement formé de pigment biliaire, et, probablement, de débris épithéliaux ; au-dessus de lui s'élève une série de stratifications concentriques et ascendantes de cholestérine, qui atteignent presque jusqu'au niveau de l'extrémité supérieure ; elles n'en sont séparées que par une couche mince et radiée, grisâtre, que l'analyse chimique a montrée formée d'un mélange de cholestérine et de bilirubinate et biliverdinate de chaux ; enfin le sommet du calcul est coiffé d'une couche dernière de cholestérine jaune d'or.

Suites de l'opération des plus favorables. Un mois après, le malade quitte l'hôpital ayant engraissé de 5 kilogrammes, sa fistule biliaire déjà fermée, toute trace d'ictère ayant disparu.

Second examen des fèces, pratiqué un mois et demi après l'opération :

	échantillon	normale	bile supprimée	suc pancréatique supprimé	les deux supprimés
Graisses utilisées p. 100	79,8	96	60	15-30	10
— excrétées —	20,2	4	40	85-70	90
Acides gras —	62,59		21	7,5-15	3-11,2
Savons —	3,20		12	3,7-8	0,3-1,9
Graisses neutres —	34,21		63	77-87	87-96

Le défaut d'assimilation des graisses est donc encore notable bien que la sécrétion biliaire soit entièrement rétablie. Le malade est guéri de son occlusion cholédocienne, il ne l'est pas de sa pancréatite. Deux mois après l'ablation du calcul, on constate encore nettement la douleur à la pression au niveau de la zone pancréatico-cholédocienne.

Observation II (M. le professeur Dieulafoy). — Homme, entré à l'Hôtel-Dieu le 3 avril 1906. Souffre depuis 18 mois de coliques hépatiques classiques. Le 15 février, à la suite d'une nouvelle crise, apparition d'un ictère qui dure encore. Le 15 mars, après une très violente crise, évacuation dans les selles d'un calcul de forme cylindrique, mais l'ictère persiste aussi intense. C'est quinze jours après que le malade entre à l'hôpital. L'ictère, intense, date de 45 jours et quinze jours se sont écoulés depuis l'évacuation du calcul sans qu'il ait diminué. Les urines sont jaune orangé à reflets verdâtres, et présentent la réaction des pigments biliaires. Les fèces sont totalement décolorées et très riches en matières grasses. Le prurit est intense. Fièvre nulle. Foie un peu gros, mais non douloureux. On ne constate ni saillie ni douleur dans les parages de la vésicule biliaire. Dans la région correspondant à la tête du pancréas et à la traversée du cholédoque, on ne perçoit ni tuméfaction, ni induration, et on ne provoque aucune douleur. Pendant les semaines qui suivent, l'ictère persiste sans rémission. Le malade s'affaiblissait, il avait perdu une douzaine de kilos.

Il y avait eu au début oblitération calculeuse du cholédoque ; mais, pour expliquer la persistance de l'ictère après l'évacuation du calcul, on pouvait penser actuellement soit à la présence d'autres calculs, soit à l'association d'une pancréatite.

Opération le 23 avril, par M. Gosset, l'ictère durant depuis 67 jours, avec expulsion du calcul le trentième jour. La vésicule est petite, rétractée sous le foie, et en partie marquée par des adhérences épiploïques ; elle ne contient pas de calculs. Pas de calculs non plus dans le cystique, ni dans le cholédoque et l'hépatique qui sont successivement explorés, de même que l'ampoule de Vater. La tête du pancréas est très indurée, dans une étendue qui correspond au triangle d'infection de Desjardins. Cette induration est telle qu'on se demande s'il n'y a pas dans le tissu pancréatique un véritable calcul ; et pour s'en assurer, on ponctionne avec une aiguille le point induré. On reconnaît ainsi qu'il s'agit, non d'un calcul, mais d'une pancréatite scléreuse de la tête. On fait la cholécystectomie, puis le drainage de l'hépatique.

Suites opératoires des plus simples. En une quinzaine de jours, la bile s'écoulait dans l'intestin par les voies naturelles, en même temps que disparaissait l'ictère, que les urines reprenaient leur coloration normale et que les fèces se recoloraient. Quarante jours après, le 15 juin, le malade quittait l'hôpital, entièrement guéri et ayant engraissé de 12 kilogrammes.

Observation III (M. Souligoux). — Femme de 39 ans, entre a l'hôpital le 7 janvier 1907. A été prise brusquement, le 14 novembre 1906, de vomissements et diarrhée, puis, le lendemain, de douleurs violentes, abdominales et lombaires, avec ictère. Depuis l'ictère a persisté, variable, et la malade s'est très amaigrie. Maximum de la douleur à gauche. La vésicule n'est pas perceptible à la palpation.

Opération, 21 janvier 1907. — La vésicule n'est pas augmentée de volume, les parois sont lisses, sans traces d'inflammation ; on n'y sent aucun calcul. Le cholédoque est très dilaté et ne contient pas non plus de calculs. Au niveau de la tête du pancréas, on sent une infiltration ligneuse. — Le cholédoque est sectionné au ras du duodénum et implanté sur la face antéro-latérale droite de celui-ci.

Suites opératoires : la température, les jours suivants, varie entre 37°,4 et 38°,1, et redevient normale le septième jour. Les selles se recolorent dès les premiers jours, et l'ictère diminue très rapidement. Le 19 mars, ictère entièrement disparu, selles normales, appétit revenu ; mais le poids reste sensiblement le même,

47 kgr. 300 au lieu de 47 kilogrammes avant l'opération. Cependant l'amélioration s'accentue, et le poids atteint, quinze jours après, 48 kgr. 500. Le 31 mars, examen des fèces par la méthode de Gaultier : bien que la sécrétion biliaire rétablie ne soit plus en cause, on constate une diminution du poids des matières sèches, et une quantité anormale de graisses excrétées, en particulier de graisses neutres ; il y a donc insuffisance pancréatique. La malade est guérie de l'occlusion du cholédoque, mais non de la pancréatite.

CONCLUSIONS

1° La pancréatite en coexistence avec la cholélithiase n'est pas une affection indépendante de celle-ci, ni non plus une affection contemporaine et parallèle, due à une même cause initiale, et depuis simplement entretenue par elle. Elle en est une véritable complication, comme l'indiquent bien l'observation clinique et la thérapeutique.

2° Son point de départ n'est, ni directement, ni indirectement, une infection intestinale, qui n'a jamais été nettement démontrée.

3° Ce n'est pas par la voie canaliculaire que l'infection arrive au pancréas ; cette propagation, que ne peuvent prouver ni la topographie des lésions ni leur localisation histologique, n'ayant que très peu de chances de se produire, avec les propriétés bactéricides énergiques du suc pancréatique et la chasse physiologique normale d'un système excréteur, que l'absence de réservoir diverticulaire préserve de toute stagnation.

4° Ce n'est pas non plus par simple contiguïté que l'infection atteint le pancréas ; ce mode de propagation pouvant être vraisemblable seulement, dans des conditions qui ne sont réalisées que lors de cas très rares.

5° Dans tous les cas de lithiase, quels qu'ils soient, la

pancréatite semble reconnaître une seule cause, toujours la même dans tous ces cas.

6° Cette cause unique de la pancréatite dans tous les cas de lithiase, c'est la seule condition constante qui soit commune à tous ces cas, c'est l'infection de la vésicule biliaire ; ainsi que le prouve le traitement même de cette pancréatite, lequel consiste essentiellement en la désinfection ou la suppression de la vésicule.

7° L'infection vésiculaire se propage au pancréas par les lymphatiques efférents de la vésicule, allant aboutir à l'important groupe ganglionnaire qui, à la fois péri-et juxta-glandulaire, occupe la région de la tête pancréatique, et qui reçoit d'autre part les efférents du pancréas lui-même, largement anastomosés entre eux à sa surface ; celui-ci, situé ainsi en un véritable carrefour lymphatique, pouvant être facilement envahi par sa périphérie, dès que l'infection tend à franchir la barrière ganglionnaire.

8° Il semble donc que des quatre modes possibles d'infection du pancréas, — modes sanguin, canaliculaire, par contiguïté et lymphatique, — ce dernier soit, non seulement possible, mais fréquent.

INDEX BIBLIOGRAPHIQUE

Ancelet. — *Étude sur les maladies du pancréas.* Paris, 1866.

Arnozan. — *Dictionnaire Dechambre*, vol. XX, p. 152.

Arnozan et **Vaillard.** — *Journal de médecine de Bordeaux*, 3 août 1881.

Arnozan et **Vaillard.** — *Archives de physiologie*, série 3, vol. III, 1884.

Bacmeister. — La précipitation de la cholestérine dans la bile. *Münch. med. Wochenschr.*, 4, 11 et 18 février 1908.

Balser. — *Deutsche med. Wochenschr.*, 1892.

Bardeleben. — *Erfahrungen über Cholecystektomie und Cholecystenterostomie*, 1907.

Bernard (Léon). — Considérations cliniques et thérapeutiques sur la cholélithiase. *Soc. méd. des hôp.*, 10 nov. 1905.

Bezançon et Philibert. — Formes extra-intestinales de l'infection éberthienne. *Journal de phys. et de path. gén.* 1904.

Carnot. — *Soc. de biologie*, 19 et 26 février 1898.

Carnot. — *Recherches expérimentales et cliniques sur les pancréatites.* Thèse Paris, 1898.

Carnot. — In *Nouveau traité de médecine et de thérapeutique* de Gilbert et Thoinot, 1908.

Carnot et **Amet.** — *Soc. de biologie*, 28 oct. 1905.

Chabrol. — Les scléroses du pancréas. *Gazette des hôpit.*, 20 et 27 avril 1907.

Chantemesse et **Griffon.** — *Bulletin de la Soc. anatomique*, 1895, n° 14.

Charrin et **Carnot.** — *Soc. de biologie*, 26 mai 1894.

Chauffard. — La lithiase du cholédoque. *Semaine médicale*, 10 janvier 1906.

Chauffard et **Ravaut.** — Pancréatite hémorrhagique et lésions du pancréas au cours de la fièvre typhoïde. *Archives de médecine expérimentale*, n° 2, mars 1901.

Chiari. — *Congrès de Lisbonne*, 1906.

Crayke Priestley. — *Journal of the American medical Association*, 7 juillet 1900.

Cunéo. — In *Traité d'anatomie* de Poirier et Charpy.

Daviau. — *Sur quelques points de la séméiologie des pancréatites chroniques.* Thèse Paris, 1906.

Debré. — Quelques données nouvelles sur la pathogénie et l'étiologie de la fièvre typhoïde. *Progrès médical*, 29 février 1908.

Debré. — Lutte scientifique contre la fièvre typhoïde. *Presse médicale*, 15 avril 1908.

Deguy. — *Journal des praticiens*, septembre 1898.

Dehler. — *Münch. med. Wochenschr.*, 16 avril et 22 octobre 1907.

Delbet. — *Soc. de chirurgie*, 20 et 27 déc. 1905, et 4 avril 1906.

Desjardins. — *Étude sur les pancréatites.* Thèse Paris, 1905.

Dévé. — Pancréatite aiguë hémorrhagique avec stéatonécrose disséminée de la graisse sous-péritonéale. *La Normandie médicale*, 1er et 15 avril 1907.

Dieulafoy. — Rapport des pancréatites avec la lithiase biliaire, syndrome pancréatico-biliaire; le drame pancréatique; cytostéatonécrose et hémorragie pancréatico-péritonéale. *Presse médicale*, 15 octobre 1907.

Dieulafoy. — *Manuel de pathologie interne*, 15e édition, 1908.

Dieulafoy. — Oblitération permanente du cholédoque. *Cliniques*, 1897-1898, t. II, pp. 191 et 215.

Dieulafoy. — Foie appendiculaire. *Cliniques*, 1897-98, t. II.

Dieulafoy. — Appendiculo-cholécystite. *Cliniques*, 1905-1906, t. V, p. 107.

Doberauer. — *Congrès allemand de chirurgie*, 1906.

Dörr. — *Centralblatt für Bakt.*, 1905.

Durand. — *Hémorrhagie pancréatique.* Th. Paris, 1895.

Étienne. — Des pancréatites suppurées. *Archives de méd. expérimentale*, mars 1898.

Exner et **Heytowsky.** — *Wiener klin. Wochenschr.*, 13 février 1908.

Falloise. — *Rapport au Congrès de Liège*, 1905.

Fitz. — A consideration of pancreatic hemorrage, hemorragic, suppurative and gangrenous pancreatitis, and of disseminated fat-necrosis. *The Medical Record*, 1889, vol. XXXV, p. 197.

Fornet. — *Strassburger med. Zeitung*, 1906.

Forster. — *Münch. med. Wochenschr.*, 7 janvier 1908.

Forster et **Kayser.** — Ueber das Vorkommen von Typhnobacillen in der Galle von Typhuskranken und Typhusbacillenträgern, *Münch. med. Wochenschr.*, 1er août 1905.

Français. — *Lithiase du cholédoque.* Thèse Paris, 1906.

Gaultier. — *Précis de coprologie clinique.* Thèse Paris, 1906.

Gaultier. — *Calcul des voies biliaires et pancréatites.* Paris, 1908.

Gilbert et **Dominici.** — *Soc. de biologie*, 13 janvier 1894.

Gilbert et **Lereboullet.** — *Soc. de biologie*, 1903.

Gilbert et **Lereboullet.** — *Rev. de médec.*, nov. 1906.

Gilbert et **Lippmann.** — *Soc. de biologie*, 31 janvier 1903.

Gilbert et **Lippmann.** — *Soc. de biologie*, 1904.

Gilbert et **Weil.** — Étude anatomo-pathologique comparative de la tuberculose du foie et du pancréas. *Archives de médec. expérim.*, 1902.

Girode. — Action du bacille virgule sur le foie et le pancréas. *Soc. de biologie*, 15 oct. 1892.

Grandmaison. — Les pancréatites. *Médec. moderne*, 2 déc. 1893.

Griffiths. — *British Medical Journal*, 1902, t. II, p. 1311.

Guillain. — *Rev. de méd.*, 1900.

Guinard. — *Soc. de chirurgie*, 26 mai 1903.

Guinard. — *Soc. de chirurgie*, 20 février 1907.

Guleke. — *Zentralblatt für Chirurgie*, 1905, t. II.

Hallion. — *Rapport au Congrès de Liège*, 1905.

Hildebrandt. — *Congrès de chirurgie de Berlin*, 1895.

Hollânder. — *Berliner klin. Wochenschr.*, 1905, p. 1350.

Kehr. — *Beitrage zur Bauch Chirurgie*, 1901-1902.

Klippel. — Le pancréas infectieux. *Arch. gén. de médecine*, novembre 1897.

Klippel et **Lefas.** — Maladies du pancréas. *Archives gén. de médec.*, juillet 1899.

Klippel et **Lefas.** — Le pancréas dans les cirrhoses veineuses du foie. *Revue de médec.*, janvier 1903.

Körte. — Zur chirurgischen Behandlung der Pankreas-Eiterung und Pankreas-Nekrose. *Archiv für klin. Chirurgie*, 1894, Bd. XLVIII.

Körte. — Beitrag zur Chirurgie der Pankreas. *Congrès allemand de chirurgie*, 1894.

Körte. — *Berliner klin. Wochenschr.*, 1896, p. 968.

Körte. — Die chirurgischen Krankheiten und die Verletzungen des Pankreas. *Deutsche Chirurgie*, 1898, Lief. 45 d.

Körte. — *Handbuch der praktische chirurgie*, 1903, Bd. III, p. 549.

Körte. — Ueber den Zusammenhang zwischen Erkrankungen der Gallenwege und Pankreas-Entzündungen. *Congrès de chirurgie de Berlin*, 1904.

Körte. — *Beitrage zur Chirurgie der Gallenwege und der Leber*. Berlin, 1905.

Lafosse. — *Contribution à l'étude du diagnostic et du traitement des pancréatites aiguës*. Thèse Paris, 1907.

Laguesse. — In *Traité d'anatomie* de POIRIER et CHARPY.

Lancereaux. — *Maladies du foie et du pancréas*. Paris, 1899.

Lapointe et **Trémolières.** — Pancréatite chronique terminée par ictère grave sans lithiase biliaire. *Archives des malad. de la digestion*, 1907, n° 3, p. 212.

Launois. — Lithiase biliaire et fièvre typhoïde. *Gaz. des hôpitaux*, 19 mars 1908.

Lecène et **Lenormant.** — La pancréatite aiguë hémorrhagique avec stéatonécrose disséminée. *Revue de gynécologie et de chirurgie abdominale*, 1906, p. 1057.

Lefas. — Le pancréas dans l'urémie. *Soc. de biolog.*, 21 mai 1898.

Lefas. — Caractères de la sclérose sénile du pancréas. *Soc. de biolog.*, 23 juillet 1898.

Lefas. — Le pancréas dans les cirrhoses. *Archives gén. de médecine*, mai 1900.

Lefas. — *Archives gén. de médec.*, septembre 1900.

Le Gendre. — *Soc. méd. des hôp.*, novembre 1905.

Lejars. — *Congrès de chirurgie de Paris*, 1905.

Lejars. — *Soc. de chirurgie*, 12 juin 1907.

Lemierre et **Abrami**. — Cholécystites et péricholécystites hématogènes expérimentales. *Soc. biolog.*, 27 juillet 1907.

Lemierre et **Abrami**. — Fièvre typhoïde et infection descendante des voies biliaires. *Presse médicale*, 30 octobre 1907.

Lemierre et **Abrami**. — Infection éberthienne des voies biliaires. *Archives des maladies de l'appareil digestif*, janvier 1908.

Lemoine et **Lannois**. — Contribution à l'étude des lésions du pancréas dans le diabète. *Arch. de méd. expérim.*, 1891, t. III.

Lemoine et **Lapasset**. — Pancréatite ourlienne. *Soc. méd. des hôpitaux* 1905.

Lépine. — Pancréatite hémorrhagique. *Lyon médical*, 1892, p. 302.

Lépine et **Cornil**. — Contribution à l'anat. patholog. du pancréas. *Gaz. médic. de Paris*, 1874, p. 624.

Mayo (**William**). — Étude de 534 opérations sur la vésicule et les voies biliaires. *Boston medical and surgical Journal*, 21 mai 1903.

Mayo (**William**). — Pancréatite et lithiase biliaire. *Soc. médic. de New-York*, 30 janvier 1908.

Mayo Robson. — *Rapport au Congrès de Paris*, 1900.

Mayo Robson. — Pancreatitis with special reference to chronic pancreatitis. *Lancet*, 28 juillet 1900.

Mayo Robson. — *Lancet*, 1er août 1903.

Mayo Robson. — Hunterian Lectures on the pathology and surgery of certain diseases of the pancreas. *Lancet*, 19 et 26 mars, et 2 avril 1904.

Mayo Robson. — The clinical and pathological importance chronic pancreatitis. *Edinburgh medic. Journal*, décembre 1905.

Mayo Robson. — Catarrhe pancréatique et pancréatite interstitielle dans leurs rapports avec l'ictère catarrhal et la glycosurie. *Semaine médicale*, 22 avril 1908.

Mignot. — *Recherches expérimentales et anatomiques sur la cholécystite*. Thèse Paris, 1896.

Moynihan. — A case of typhoïd pancreatitis. *Lancet*, 6 juin 1903.

Moynihan. — On the violation of Courvoisier's law. *Edinburgh medical Journal*, mai 1903.

Nimier. — Notes sur la chirurgie du pancréas. *Rev. de chirurgie*, 1893, p. 617, et 1894, p. 589.

Nimier. — Hémorrhagie du pancréas. *Rev. de méd.*, mai 1894.

Nimier. — Lithiase pancréatique. *Rev. de méd.*, mai 1894.

Opie. — The relation of cholelithiasis to disease of the pancreas and, to fat necrosis. *American Journal of the medical sciences*, janvier 1901.

Opie. — *Journal of experimental medicine*, 15 janvier et 25 mars 1901.

Opie. — The causes and varieties of chronic interstitial pancreatitis. *American Journal of the med. sciences*, mai 1902.

Opie. — *The Medical News*, 21 mai 1904.

Page. — *Traitement chirurgical des pancréatites suppurée et gangréneuse.* Th. Paris, 1898.

Pallier. — *Tuberculose du pancréas.* Th. Paris, 1892.

Pölya. — Zur Pathogenese der akuten Pankreasblutung und Pankreasnekrose. *Berl. klin. Woch.*, 3 déc. 1906.

Quénu. — *Soc. de chirurgie*, 3 juin 1903.

Quénu. — *Soc. de chirurgie*, 1er mars, 15 et 21 nov. 1903.

Quénu. — *Soc. de chirurgie*, 21 février 1906.

Quénu et Duval. — Pancréatites et lithiase biliaire. *Revue de chirurgie*, octobre 1905.

Rathery. — In *Manuel des maladies du tube digestif* de Debove, Achard, Castaigne, 1908, t. II.

Remedi. — Contributo alla chirurgia del pancreas. *Archives internat. de chirurgie*, vol. II, fasc. 2.

Richardière et Carnot. — In *Traité de médecine et de thérapeutique* de Brouardel et Gilbert, t. V.

Riedel. — Ueber entzündliche der Rückbildung fähige Vergrös serungen des Pankreaskopfes. *Berlin. klin. Wochenschr.*, 1896, pp. 31 et 32.

Rosenthal. — *Zeitschrift für klin. med.*, 1892, Bd. XXI.

Salomon et Halbron. — Lésions du pancréas dans les gastro-entérites infantiles. *Soc. de biolog.*, 6 juin 1908.

Sarfert. — Die Apoplexie des Pankreas. *Deutsche Zeitschr. für Chirurgie*, 1895, Bd. XLII.

Sauvé. — *Soc. de biolog.*, 22 déc. 1906.

Sauvé. — *Arch. génér. de méd.*, janvier 1908.

Sauvé. — Des pancréatectomies et spécialement de la pancréatectomie céphalique. *Revue de chirurg.*, 10 févr. et 10 mars 1908.

Simonin. — Pancréatite ourlienne. *Soc. méd. des hôpitaux*, 24 juillet 1903.

Soulié. — In *Traité d'anatomie* de Poirier et Charpy.

Souligoux. — *Soc. de chirurgie*, 16 oct. 1907.

Steinhaus. — Ueber das Pankreas bei Lebercirrhose. *Deutsches. Archiv für klin. Medic.*, 1902.

Stockton. — *Medical News*, 21 mai 1904.

Stojanovitz. — *De l'apoplexie pancréatique.* Th. Paris, 1893.

Terrier. — *Soc. de chirurgie*, 20 et 26 déc. 1905.

Terrier. — *Soc. de chirurgie*, 7 février 1906.

Terrier et Legros. — *Soc. de chirurgie*, 7 février 1906.

Testut. — *Traité d'anatomie.*

Thiroloix. — *Bullet. Soc. anatom.*, 1891.

Thiroloix. — Thèse Paris, 1892.

Thiroloix. — Les étapes lymphatiques de la cholécystite calculeuse. *Journal de médec. interne*, 15 janvier 1907.

Thiroloix. — Circumviscérites abdominales couplées. *Journ. de méd. interne*, 1er avril 1907.

Thiroloix et **Debré**. — Cholécystites expérimentales. *Rev. de médec.*, 10 mai 1908.

Thoinot et **Delamare**. — *Soc. méd. des hôpit.*, avril 1904.

Thoinot et **Delamare**. — *Archives de méd. expérim.*, mars 1907.

Tripier et **Paviot**. — *Péritonite sous-hépatique d'origine vésiculaire.*

Vautrin. — Obstruction calculeuse du cho1édoque. *Revue de chirurgie*, 1896.

Villar. — *Congrès de chirurgie.* Paris, 1905.

Wiener. — The relation of cholelithiasis to acute pancreatitis. *New-York medical Journal*, 16 mai 1903.

Wulff. — *Berlin. klin. Woch.*, 4 août 1902.

Zeller. — Beitrag zur Chir, der Gallenwege. *Berlin. klin. Woch.*, 1er sept. 1902.

[illegible]
[illegible]
[illegible]
[illegible]
[illegible]
[illegible]
[illegible]
[illegible]

PLANCHE I

Chien 1, sacrifié après 14 jours. — Foie, vésicule biliaire, tête du pancréas sectionnée, ganglions répondant au bord supérieur du lobe horizontal. La tête pancréatique est hypertrophiée et montre à la coupe un
aspect sclérotique.

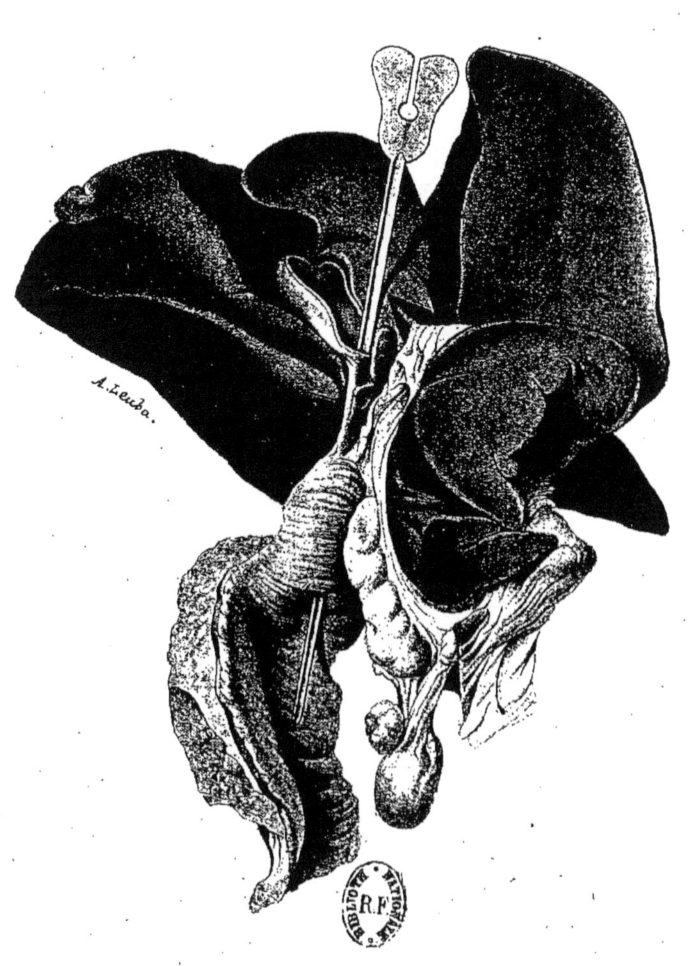

PLANCHE II

Fig. 1. — Chien A, sacrifié après 11 jours. — Pancréas: Coupe près de la périphérie, montrant les travées de sclérose interlobulaire s'allongeant dans le parenchyme, et plus loin la sclérose inter-acineuse. Grossissement : 330 f.

Fig. 2. — Chien 6, mort au bout de 7 jours. — Pancréas: Coupe de la couche adipo-graisseuse périphérique : une partie d'un foyer de néoformation : sur les bords, amas de lymphocytes; au centre, des vésicules remplies de cristaux en aiguilles d'acides gras; d'autres, à limites indécises, remplies de savons amorphes. Grossissement : 330 f.

Fig. 1.—**Chien 1**, sacrifié après 14 jours. — Pancréas : Coupe près de la périphérie, montrant les travées de sclérose interlobulaire s'enfonçant dans le parenchyme, et plus loin la sclérose inter-acineuse. Grossissement : 30/1.

Fig. 2. — **Chien 6**, mort au bout de 7 jours. — Pancréas : Coupe de la couche cellulo-graisseuse périphérique : une partie d'un foyer de cytostéatonécrose ; sur les bords, amas de lymphocytes ; au centre, des cellules remplies de cristaux en aiguilles d'acides gras ; d'autres, à limites indistinctes, remplies de savons amorphes. Grossissement : 350/1.

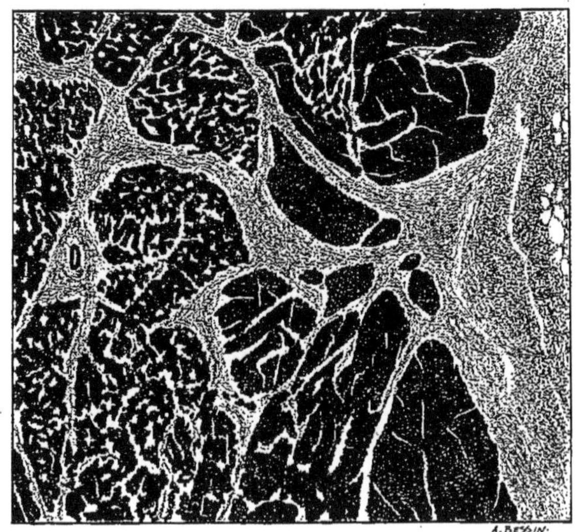

Fig. 1.

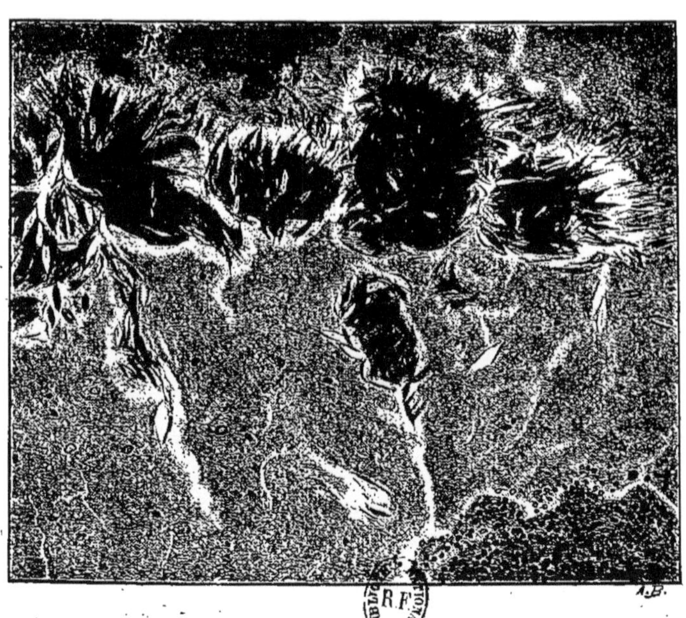

Fig. 2.

TABLE DES MATIÈRES

9 782019 294557